MÉMOIRES

SUR

LA NATURE ET LE TRAITEMENT

DE PLUSIEURS MALADIES.

Deux exemplaires ont été déposés à la Bibliothèque impériale, conformément à la loi.

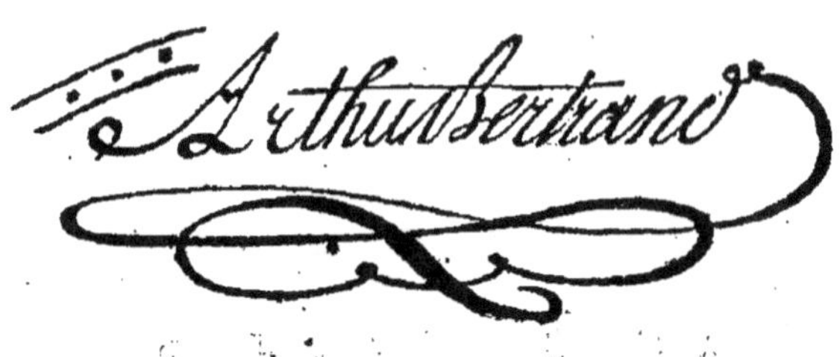

On trouve chez le même Libraire les ouvrages suivans du même Auteur :

Cours d'anatomie médicale, ou élémens de l'anatomie de l'homme, avec des remarques physiologiques et pathologiques, d'après l'ouverture des corps. Paris, 1804, 5 vol. in-8.° 3o fr. et 38 fr. franc de port.

Le même ouvrage, 5 vol. in-4.° pap. fin. 48 fr. et 58 fr. franc de port.

Mémoires sur la nature et le traitement de plusieurs maladies. In-8°. tomes 1 et 2 qui avec le 3°. volume coûtent 10 fr. et 13 fr. franc de port par la poste.

Le tome 3°. se vend séparément 4 fr., et 5 fr. franc de port.

MÉMOIRES

SUR

LA NATURE ET LE TRAITEMENT

DE PLUSIEURS MALADIES;

Par ANTOINE PORTAL,

Professeur de Médecine au Collége de France, d'Anatomie humaine au Muséum d'Histoire Naturelle, Membre de la Légion d'honneur, de l'Institut de France et de celui de Bologne, des Académies des Sciences de Turin, de Copenhague, de Padoue et d'Harlem, des Académies et Sociétés de Médecine de Paris, de Montpellier, d'Edimbourg, de Madrid, de Gènes, de Bruxelles, d'Anvers, de Toulouse, de Bordeaux, de Neufchâtel.

TOME TROISIÈME.

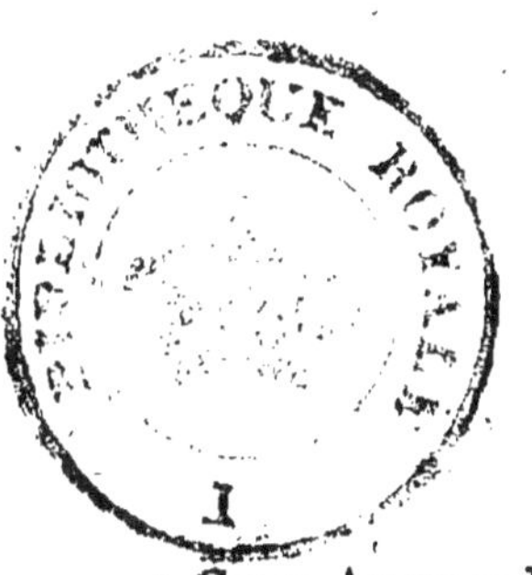

A PARIS,

Chez Arthus BERTRAND, libraire, rue Hautefeuille, n°. 23, acquéreur du fonds de M. Buisson.

1808.

AVIS DE L'ÉDITEUR.

Les deux premiers volumes des Mémoires de M. Portal sur la nature et le traitement de plusieurs maladies, imprimés dans le récueil de l'Académie des sciences et de l'Institut, ainsi que dans quelques journaux ayant été favorablement reçus de public, j'ai cru utile d'en publier un troisième volume, d'autant plus que les Mémoires dont il sera formé sont du plus grand intérêt, et qu'étant pour la plupart contenus dans de grands recueils, ils ne peuvent être assez connus de tous les gens de l'art; de ceux quelquefois qu'ils intéressent le plus.

Ce troisième volume contiendra 1.º, les observations de M. Portal, sur les excroissances fongueuses dans le canal intestinal, et dans d'autres parties internes.

2.º Des remarques sur des concrétions membraneuses ou fausses membranes ij

qui se forment en diverses parties du corps.

3.º La leçon que M. Portal fait au collége de France, depuis beaucoup d'années sur l'angine. membraneuse ou sur le croup, qui n'est qu'un résultat de sa pratique dans le traitement de cette maladie, connue des médecins de Paris, et quelquefois traitée par eux avec succès.

C'est en lisant ces articles, qu'on pourra se former une juste idée de la nature et du traitement, autant qu'il est possible, des fausses membranes qui se forment dans le corps humain, qui donnent lieu à des maux si divers et dont la cause est quelquefois si cachée.

4.º L'histoire de l'aphonie chronique occasionnée par des matières concrétées dans le larynx et la trachée-artère quelquefois en forme de fausses membranes; qui a duré plusieurs années dans quelques individus et dont l'auteur lui-même a fourni un exemple remarquable.

5.º Les maladies héréditaires ou de famille dont les anciens médecins ont tenu un si grand compte dans la pratique de la médecine, et dont cependant quelques modernes célèbres ont nié la réalité, ont fait l'objet d'un grand travail que M. Portal a communiqué à l'Institut. Nous l'avons fait réimprimer dans ce recueil, ne doutant pas qu'étant le résultat de ses nombreuses et utiles observations, les médecins ne le lisent avec un grand intérêt.

6.º Sur un abcès du poumon et du foie avec érosion du diaphragme, épanchement de pus dans la poitrine, altération, et pierres dans le rein gauche reconnus par l'ouverture du corps d'une personne qui avoit éprouvé une maladie très-compliquée, et dont il étoit utile de connoître la nature et les causes.

7.º Des observations sur des cataractes qui ont été guéries par *l'annihilation* du cristallin spontanée ou secondée par l'art.

8.º Enfin, le volume sera terminé par un supplément aux remarques historiques sur le croup, extrait d'un ouvrage même du docteur Portal, publié il y a plusieurs années.

MÉMOIRES

SUR

LA NATURE ET LE TRAITEMENT

DE PLUSIEURS MALADIES.

MÉMOIRE

Sur des excroissances fongueuses dans le canal intestinal et dans d'autres parties internes. (1)

L ES excroissances fongueuses de la peau, celles du nez principalement qui se forment dans la membrane pituitaire, ainsi que celles dans la matrice, ou à son col, dans le vagin et dans quelques autres parties, ont été bien décrites dans les grands ouvrages de chirurgie, mais celles qui se forment dans les voies alimentaires et dans d'autres parties internes, ne l'ont pas été également; à peine

---

(1) Lu à l'institut de France, le 29 novembre 1806.

I

de tissu cellulaire non assez complètes pour les séparer entièrement. Cette concrétion coupée longitudinalement du pédicule à la base, parut formée de plusieurs trousseaux longitudinaux, grêles, mais composés de même de plusieurs fibres rougeâtres qui s'étendoient plus ou moins loin du pédicule vers la partie élargie de l'excroissance ; les trousseaux moyens longitudinaux étoient plus considérables et moins rapprochés les uns des autres que ceux de la circonférence.

Le malade, après cette excrétion, parut jouir d'une meilleure santé, les selles avoient repris un libre cours, l'amaigrissement étoit diminué, le teint étoit plus clair, il étoit moins morose et n'éprouvoit plus de coliques ni aussi violentes, ni aussi fréquentes. Il passa près de deux ans sans ressentir aucun dérangement dans la santé, qui pût donner de l'inquiétude. Cependant les coliques devinrent plus fortes et plus fréquentes, la constipation augmenta. Le malade maigrit et retomba dans le même état où il avoit déjà été. Après avoir rendu par les selles une quantité assez considérable et à diverses fois, des matières jaunâtres, que les uns prenoient pour de la bile, et d'autres pour du pus, il termina par pousser au dehors par le fondement, après de grands efforts, une concrétion à-peu-près semblable à la première et par la forme et par la structure, avec deux autres beaucoup plus petites, et avec un pédicule court et gros, mais la santé du malade ne se rétablit pas comme elle l'avoit fait après l'expulsion de la première fongosité. Son amaigrissement devint extrême, il fut atteint d'une fièvre lente avec un dévoiement, dans les matières duquel on distingua plusieurs fois une humeur jaunâtre, qu'on prit alors pour du pus.

M. Paulo étant mort, je fis faire l'ouverture de son corps par M. Martin, mon prévôt d'anatomie ; elle nous apprit que l'intestin colon contenoit plusieurs excroissances ; les plus grosses étoient adhérentes aux parois de l'intestin colon dans une étendue plus ou moins grande, les unes ayant une base large, et d'autres un pédicule plus ou moins grêle sur lequel la membrane épidermoïde de l'intestin colon se prolongeoit, d'abord sensiblement, et disparoissoit sur le reste de l'excroissance.

En quelques endroits du colon on distinguoit des dépressions ou légers enfoncemens entourés de petites excroissances comme celles de la peau, connues quelquefois sous le nom de *tannes*.

N'est-ce pas par cette espèce d'altération dans la membrane muqueuse de l'intestin colon que les autres excroissances qu'on y a trouvées avoient commencé et s'étoient développées, ainsi que celles que le malade avoit rendues par les selles, et celles-ci n'eussent-elles pas été également expulsées si le malade avoit vécu plus long-temps.

Plusieurs fois j'avois trouvé dans des cadavres portés dans les amphithéâtres, des tumeurs fongueuses dans les intestins. Morgagni et Lieutaud en avoient aussi observé, mais ils n'ont pas dit que les excroissances pussent se détacher de la membrane intestinale et être expulsées par le fondement, et je n'y aurois jamais pensé si l'observation que je viens de rapporter ne me l'avoit appris.

Cependant si on considère que des excroissances du nez, de la cavité de la matrice, de son col, du vagin et autres, se sont ainsi détachées de la membrane muqueuse à laquelle elles adhéroient, on ne sera pas étonné que cela soit également survenu aux tumeurs fongueuses des intestins de M. de Paulo, qui sont de la même nature. On le sera encore moins si on réfléchit aux contractions réitérées des gros intestins pour opérer la progression des matières fécales, et aussi aux fortes contractions du diaphragme et des muscles abdominaux pendant les efforts de la garde-robe. C'est par ses efforts réitérés que les excroissances fongueuses se sont détachées des intestins, et sans doute avec d'autant plus de facilité que les pédicules qui les attachoient à leur membrane muqueuse étoient allongés et grêles.

J'avois plusieurs fois entendu dire que des chevaux, des bœufs, des vaches, avoient rendu par les selles de véritables masses fongueuses, mais j'avois cru qu'au lieu d'être de cette nature, elles n'étoient qu'un amas de poils comme sont les *egagropiles ;* mais aujourd'hui, d'après le fait que je viens de rapporter, je ne doute pas qu'il ne puisse se former, dans les animaux comme dans les hommes, des excroissances fongueuses dans le canal intestinal qui peuvent être rejetées par le fondement avec les selles.

J'ai lu dans une dissertation publiée en 1747 par Jean *Gottlieb Baver*, dédiée au pro-

fesseur Han, qu'un malade avoit rendu plusieurs concrétions charnues par les selles,
et qu'il avoit été guéri par un traitement
méthodique; mais ce médecin n'a pas déterminé la véritable nature de ces excrétions; n'étoient-elles pas fongueuses, ou
n'étoit-ce que des concrétions membraneuses
comme il s'en forme quelquefois dans le canal intestinal? n'étoient-elles pas de la nature des hydatides, telles que des malades
en ont rendu par les selles comme par d'autres voies excrémenticielles? C'est ce que
cet auteur n'a pas bien déterminé.

Mais si des tumeurs fongueuses peuvent
se détacher de la membrane interne des
intestins, d'autres formées dans les autres
membranes ne peuvent-elles pas s'en détacher aussi et tomber dans les cavités; il
paroît qu'on ne peut douter que cela n'ait
lieu quelquefois, puisque des observations
ont appris que des fongosités pareilles à celles
qui avoient été rejetées des intestins par le
fondement, ont été trouvées flottantes dans
la cavité du bas-ventre.

Dans le cadavre d'une femme âgée d'environ 40 ans qu'on disséquoit pour une de
mes leçons au collège de France, on trouva

un corps fongueux de la grosseur d'un gros œuf, ayant un petit pédicule. Son origine nous parut être dans l'ovaire droit, qui étoit très-gonflé et couvert d'une grosse fongosité avec deux appendices grêles en formes de pédicule, et n'est-ce pas de l'un d'eux, ou des deux, que s'étoit détachée la fongosité qu'on avoit trouvée flottante dans la cavité abdominale.

N'est-ce pas de la même manière qu'on peut expliquer un fait singulier qui fit du bruit il y a quelques années, parmi les anatomistes de Paris. On trouva dans une des salles de dissection, dans le bas-ventre d'un homme, une grosse tumeur fongueuse sans aucune adhérence ; on supposa d'abord que c'étoit la rate qui s'étoit détachée, comme Ruysch s'en étoit assuré par une observation. Mais ayant reconnu que le sujet étoit pourvu de la rate, on supposa qu'il en avoit eu deux, et que l'une d'elles, après avoir allongé ses ligamens, les avoit rompus par son poids. Je ne doute pas que si l'on eût su alors qu'il pouvoit se former dans les membranes internes des tumeurs fongueuses et s'en détacher, on n'eût reconnu la véritable origine de ses concrétions fongiformes.

Plusieurs fois on a trouvé des excroissances adhérentes au péritoine soit dans les
portions qui revêtent l'estomac, les instes-
tins, soit dans celles qui concourent à la formation des épiploons, et quelquefois encore
dans les membranes du mésentère ; or ces
tumeurs sont souvent de la nature des fongosités, et, d'après ce qui a été dit, il peut
quelquefois arriver que des portions de ces
intumescences s'en détachent et restent plus
ou moins de temps flottantes dans la cavité
abdominale.

On pourroit croire, sans s'éloigner de la
vraisemblance, que de pareils corps pourroient être détruits par une absorption con-
tinuelle de leurs diverses parties, comme on
a vu des corps durs se détruire par succession de temps. Nous avons rapporté plusieurs faits de ce genre dans un mémoire
inséré parmi ceux du *Muséum d'histoire
naturelle* (1).

Quant à l'excrétion des matières jaunâtres
qui a eu lieu plusieurs fois chez M. de Paulo
avant que les corps fongueux eussent été
expulsés et aussi en même temps que leur

____

(1) Mémoire réimprimé à la fin de ce volume.

excrétion s'opéroit, elle n'étoit qu'une humeur muqueuse pareille à celle qui découle
des excroissances externes, comme nous en
avons cité des exemples. Cette humeur est
d'ailleurs de la nature de celle qui découle
très-souvent, sans aucune inflammation préalable, des paupières, du prépuce et de la
couronne du gland, ainsi que de la peau des
plis des articulations, des aisselles et principalement des ailes du nez, de derrière
les oreilles. Cette excrétion d'humeur muqueuse est quelquefois si abondante qu'elle
mouille plusieurs linges ; et n'est-ce pas une
pareille humeur qui découle de la membrane pituitaire par les narines, ou qui est
expulsée par l'expectoration dans quelques
catarrhes, sans pour cela être purulentes ;
et combien de fois n'a-t-on pas, d'après cette
expectoration, prononcé que de tels malades
étoient atteints de la phthisie pulmonaire et
qui sont guéris. On est en droit de le croire
et d'après la ressemblance de ces excrétions,
et aussi d'après l'analogie de la membrane
muqueuse, la même intérieurement qu'extérieurement dont ces excrétions tirent leur
source.

Combien de fois encore n'a-t-on pas as-

suré que des malades atteints de la dissen-
terie avoient rendu du vrai pus par les selles,
après une inflammation des intestins qu'on
admettoit avec d'autant plus de vraisemblance que les malades, après diverses douleurs et la fièvre, avoient rendu une énorme
quantité de concrétions membraneuses, qu'on
auroit cru être des portions de la membrane
interne des intestins, et cependant l'ouverture des corps a prouvé que ces fausses membranes n'étoient que des concrétions lymphatiques formées sur la face interne des intestins,
sans aucune lésion dans la membrane muqueuse, d'où l'on voyoit découler la matière
jaune qu'on avoit pris pour du pus. Combien
encore de connoissances ne devons-nous pas
acquérir pour pouvoir parvenir à celle des
causes et des siéges des maladies sans lesquelles on ne pourra jamais bien les traiter.

Nous avons dit que les excroissances fongueuses externes, ainsi que celles de la matrice et du vagin et quelques autres avoient
été bien décrites par les chirurgiens, je pourrois ajouter que tout ce qu'ils ont dit sur
leur traitement est du plus grand intérêt,
mais que cependant ces bons principes de
pratique sont peu connus et encore moins

suivis, ce qui me détermine de joindre à ce
mémoire quelques observations sur des excroissances externes que ma pratique m'a
fournis, qui pourront servir à l'histoire de
leur traitement.

Je me souviens d'avoir vu une *tanne* au
front d'une jeune fille, de la grandeur d'un
écu de six livres , avec des excroissances
fongiformes dont quelques-unes étoient de
la grosseur d'un petit pois, et d'autres
étoient encore plus grosses, plusieurs dures
et fermes comme des verrues séparées par
des sillons plus ou moins profonds, d'où
découloit une humeur jaunâtre assez abondante ; le frère Cosme la détruisit par de
simples caustiques malgré l'opinion de
MM. Pibrac et Loustondeau père, et autres
chirurgiens alors très-connus, qui avoient
prononcé que par un pareil traitement l'excroissance , qui avoit commencé par une
simple tumeur, deviendroit cancéreuse, qu'il
falloit l'emporter par l'excision avec l'instrument tranchant.

Un autre exemple dans lequel l'opinion
des grands chirurgiens a été infirmée et
compromise dans le public, fut celui auquel
donna lieu une tanne considérable survenue

au nez de M. Boulainvilliers, ancien prévôt de Paris.

Cette tanne qui avoit commencé par un petit enfoncement de l'aile droite du nez avec un point noir dans le fond, fut très-long-temps conservée sans aucun accroissement, elle fit dans la suite des progrès rapides. Ses bords s'élevèrent, de nouveaux creux et d'ultérieures élévations se formèrent, la tanne acquit l'étendue de plus d'une pièce de douze sols, couvrit toute l'aile droite et le bout du nez, et déborda sur l'aile gauche; ses bords étoient inégaux et élevés partout de deux ou trois lignes et en d'autres endroits bien davantage, par des tubercules dont les uns étoient pointus et d'autres arrondis, quelques-uns avoient le volume d'un petit pois; presque tous avoient la dureté des verrues; ces élévations étoient séparées par des sillons d'une à deux lignes de profondeur, d'où couloit une humeur jaunâtre céerumineuse.

MM. Dufouard, Louis, Laporte, chirurgiens ordinaires, et moi, ayant jugé que cette tumeur étoit cancéreuse, prononçâmes qu'il falloit en faire l'excision, sauf ensuite à prescrire au malade un traitement interne pour en prévenir les suites. Cependant M. de Boulainvilliers ne voulut pas se conformer à notre décision, ce fut en vain qu'on lui représenta que sa maladie ne résidant que dans la peau du nez, la plaie seroit super-ficielle et presque sans hémorragie ; que la cicatrice qui se feroit ne le rendroit pas dif-forme, et que s'il tardoit à se soumettre à l'opération conseillée, le vice cancéreux ron-geroit les parties voisines, et peut-être infec-teroit la masse générale des humeurs. Nos représentations ne furent d'aucun effet, M. de Boulainvilliers ne fit point de remè-des, et ce qu'il y eut de remarquable, c'est que son mal ne fit aucun progrès ; ce ne fut qu'environ dix-huit mois après que, plutôt par impatience de garder un tel mal, que par crainte de ses suites, il termina par aller trouver un élève du frère Cosme appelé *Bernard*, lequel lui détruisit la tumeur avec une poudre corrosive, je crois avec celle connue sous le nom de poudre *Rousselot* (1).

____

(1) Composée d'arsenic rouge et de plus ou moins de bol d'Arménie et de cinabre, selon qu'on veut en émousser plus ou moins l'activité ; mais l'on croit que ce remède a toute l'activité nécessaire quand l'arsenic rouge n'y entre que pour un seizième.

M. de Boulainvilliers ne fit aucun traitement intérieur, et fut cependant radicalement guéri. Nous ne prétendons pas, en
rapportant cette observation, autoriser indistinctement l'usage de pareils corrosifs
pour détruire les excroissances externes :
l'application d'un bouton de feu opérant un
effet beaucoup plus prompt, est préférable
en divers cas, lors surtout que les fongosités
sont larges, sans pédicules. Combien de fongosités de cette nature les habiles chirurgiens n'ont-ils pas détruites par ce moyen,
On n'a, pour s'en convaincre, qu'à lire les
ouvrages des anciens, surtout ceux d'Ambroise Paré, de Marc-Aurelle Séverin, et
dans ces derniers temps les *Mémoires de
l'Académie de chirurgie*, qui ont été si utiles
à l'art de guérir. On trouvera aussi dans ce
recueil précieux d'autres faits qui prou-
veront que quelquefois c'est à l'instrument
tranchant ou à la ligature qu'il faut recourir. Ce n'est qu'aux grands maîtres de l'art
qu'il appartient de traiter un pareil sujet.

J'ai vu une excroissance fongueuse aussi
grosse qu'un chou-fleur, couvrant la peau
de toute la région hypogastrique de M. le
marquis de Vaubecourt ; elle avoit com-

mencé par une petite tumeur presque superficielle, de la largeur d'une petite len-
tille, avec une légère dépression de la peau
dans son milieu, laquelle s'étant plusieurs
mois après relevée et durcie, dans ses bords
principalement, resta en cet état pendant
plus de deux ans, mais ensuite elle fit des
progrès rapides ; il se forma en elle de
grandes éminences ou tubérosités fongueuses, et si grosses, que la totalité de cette excroissance avoit le volume et la forme d'un
gros chou-fleur, beaucoup plus large qu'il
n'étoit élevé ; les sillons qui séparoient les
tubérosités fongueuses, étoient la source
principale d'une humeur jaunâtre glutineuse si abondante, qu'elle mouilloit tous
les jours deux ou trois serviettes. M. *Icart*,
chirurgien de Castres, alors à Paris, en-
treprit d'emporter par la dissection cette
énorme tumeur. L'opération fut longue,
suspendue quelques instans et reprise ; elle
fut heureusement terminée.

L'excroissance qui fut détachée de la peau
pesoit plus de deux livres, et la plaie qui fut
le résultat de cette opération hardie étoit
d'environ un demi-pied au moins dans tous
les sens ; elle étoit superficielle, arrondie. Ce-

pendant ce chirurgien y ayant découvert
de très-petites portions de l'excroissance encore inhérenteset enfoncées dans la peau,
il se contenta de les détruire par de légers
escarotiques.

Cette opération eut le plus heureux succès, et fit d'autant plus de bruit à Paris,
qu'elle avoit été faite par un chirurgien
étranger.

Je ne parlerai pas ici des tumeurs vénériennes au prépuce et au gland, autour de
l'anus, aux grandes lèvres, portées très-long-
temps sans prendre aucun accroissement apparent, et qui ont fait ensuite de si grands
progrès, qu'il est survenu en elles des fongosités d'un très-grand volume. Les ouvrages de chirurgie contiennent l'histoire
d'un grand nombre de ces végétations. Je
crois cependant qu'on en a peu vu d'aussi
considérables que celle que portoit au fondement une jeune dame de vingt-trois ans,
paroissant jouir de la plus belle santé, et
n'ayant d'ailleurs aucune autre espèce de
maladie apparente. Il lui étoit survenu au
fondement une tumeur d'un noir obscur,
d'où s'écouloit une humeur puriforme: c'est
même cet écoulement qui donna d'abord lieu

à l'examen qu'en fit un chirurgien. Cette tumeur s'agrandit en entourant l'anus : quelques excroissances verruqueuses formant un bourlet circulaire, avec des inégalités dures, s'y développèrent, et comme elles n'étoient nullement douloureuses, la maladie fut négligée près de deux ans; mais à cette époque les végétations prirent un accroissement rapide; réunies entre elles, elles formoient une espèce de tube qui paroissoit prolonger la cavité du rectum; ses bords s'épaissirent, des fongosités nombreuses en sortirent; en moins de six mois, il en résulta une excroissance fongueuse du volume d'un gros chou-fleur; la jeune femme ne pouvoit s'asseoir que sur le côté externe de la tubérosité de l'ischium, en tenant le tronc très-incliné du même côté.

Après diverses consultations de médecins et chirurgiens les plus connus de Paris, elle fut soumise à un traitement anti-vénérien extérieur et intérieur, c'est-à-dire, aux frictions mercurielles à petites doses, d'un gros d'onguent mercuriel par moitié tous les trois jours, et à l'usage interne long-temps continué du sublimé corrosif (muriate sur-oxygène de mercure), et à petite dose d'un demi-grain par jour donné en trois tasses de boissons diaphorétiques.

On se contenta de mettre sur les tumeurs des linges imbibés d'une dissolution de sublimé corrosif.

Ce traitement eut un si heureux succès, après environ deux mois de continuité, qu'on vit la tumeur progressivement diminuer, se faner et se détruire; mais cette annihilation dura encore plus de trois mois, et elle fut complète.

Des *tumeurs* avec des excroissances fongueuses au col de la matrice, ont plus d'une fois été prises pour de vrais carcinomes, quoiqu'ils n'en fussent nullement : je ne pouvois comprendre comment des femmes que de très-habiles chirurgiens et accoucheurs avoient condamnées à périr d'un ulcère dans cette partie, en étoient cependant guéries, quelquefois par des remèdes insignifians, ou par d'autres en apparence mieux indiqués, mais qui ne pouvoient produire un tel prodige; car y en a-t-il un qui puisse guérir un cancer, à l'exception de l'extirpation, quand elle est possible, et encore qui ne provient pas d'un vice des humeurs. Mais quelle avoit été la cause de l'erreur? C'é-

toit quelques excroissances fongueuses plus
ou moins considérables, avec écoulement de
l'humeur visqueuse jaunâtre ou roussâtre,
puriforme.

J'ai trouvé dans le col de la matrice de
quelques cadavres de pareilles altérations,
qui eussent bien pu être prises au toucher
pour un carcinome, ou même un cancer,
surtout lorsqu'il y avoit un écoulement d'une
matière qu'on pouvoit facilement prendre
pour du pus.

Ces sortes d'excroissances se forment au
col de la matrice comme au nez, au sein, etc.,
dans la membrane muqueuse qui revêt ces
parties, sans affecter en aucune manière la
structure de celles qui sont subjacentes, si
l'on excepte quelques légères compressions
sur elles, indiquées par les enfoncemens de
la membrane muqueuse, comme nous nous
en sommes assurés par la dissection; il n'est
pas étonnant que ces excroissances aient été
plusieurs fois guéries en disparoissant d'une
manière insensible, ou même en se détruisant évidemment par parties ou à la fois;
les pédicules qui les unissoient au col de la
matrice s'étant flétris ou desséchés.

Je dirai encore ici que des fongosités

survenues au bout du sein , ont donné lieu
à des pronostics sinistres, qui ne se sont pas
réalisés. J'en ai vu et de très-considérables
dont quelques - unes avoient la consistance
et même la forme de verrues avec écoulement d'une humeur jaunâtre glutineuse ,
mais sans aucune altération du corps de la
mamelle; ces excroissances ont été réputées
cancéreuses, et cependant elles ont été guéries, ou par les remèdes, ou même par les
seules forces de la nature : résultat heureux
qui n'auroit pas eu lieu si le cancer avoit
existé.

On voit par ces exemples combien on doit
craindre d'être trompé par les apparences.

QUELQUES REMARQUES

Sur les concrétions membraneuses ou fausses membranes qui se forment en diverses parties du corps, et sur des maladies qui peuvent les produire ou auxquelles elles peuvent donner lieu (1).

———

J'ai communiqué à la Classe, il y a peu de temps, quelques observations sur des excroissances fongueuses dans diverses parties du corps, et particulièrement sur celles qui s'étoient formées dans la membrane muqueuse des voies alimentaires; je crois pouvoir l'entretenir aujourd'hui de quelques remarques que j'ai faites sur les concrétions membraneuses qui se forment également en diverses parties du corps, et sur des maladies qu'elles peuvent occasionner.

Les anatomistes ont depuis long-temps reconnu, par l'ouverture des corps, des

———

(1) Lu à l'institut de France, le 26 octobre 1807.

concrétions membraneuses ou des fauses membranes sur les surfaces de toutes les vraies membranes, ainsi que d'autres qui étoient logées dans les diverses cavités et adhérentes à leur parois par quelqu'endroit de leur étendue, ou qui en étoient entièrement isolées. Les ouvrages de *Morgagni*, de *Senac*, de *Weittbrecht*, de *Lieutaud*, de *Michaelis*, notre *Anatomie médicale*, en contiennent des exemples nombreux.

Cependant, quelque longue que soit l'énumération de ces fausses membranes reconnues par les anatomistes, il manque à leur histoire des notions exactes sur la différence de leurs espèces, relativement à leur structure anatomique, à leur composition chimique, et aussi relativement aux maladies qui peuvent donner lieu à leur formation, ainsi qu'aux symptômes plus ou moins nombreux qui peuvent annoncer qu'elles se sont formées dans telle ou telle partie du corps; comment encore elles peuvent quelquefois, quoique bien considérables, ne produire aucun accident; par quel artifice elles se détruisent, se détachent des parties auxquelles elles adhèrent, pour être quelquefois expulsées hors du corps d'une manière

plus ou moins évidente; souvent sans aucun secours étranger, par les seules forces
de la nature.

Tous ces points bien approfondis pourroient faire l'objet d'un travail très-utile :
mais combien de connoissances réunies, que
nous n'avons pas, n'exigeroit-il point pour
être porté au degré de perfection dont il
paroît susceptible.

Nous nous bornerons ici à quelques remarques pathologiques que nous avons recueillies, et qui pourroient servir à un plus
ample détail.

Quant au résultat des observations pathologiques, nous dirons que les concrétions
membraneuses ont été reconnues;

Dans des sujets morts à la suite d'inflammations plus ou moins vives;

Pendant, ou après des maladies éruptives,
la rougeole, la petite vérole, etc.;

Dans d'autres qui étoient morts après avoir
éprouvé des affections catarrhales, plus ou
moins prononcées;

Après l'esquinancie, le croup, l'orthopnée, ou le catarrhe suffoquant, la coqueluche, après la phthisie pulmonaire, quelqu'aphonie;

Après des vomissemens, des constipations opiniâtres, des dyssenteries, des empoisonnemens, des hydropisies diverses.

Après des maladies des voies urinaires, des parties de la génération.

Ces fausses membranes ont été reconnues dans des corps infectés du vice vénérien, scrofuleux, ou qui avoient péri par diverses acrimonies dartreuse, psorique;

Par des métastases, par des rhumatismes, la goutte et d'autres maladies infiniment nombreuses.

Bien plus, les fausses membranes ont été quelquefois trouvées dans le corps des personnes qui n'avoient eu aucune incommodité, même la plus légère qui eût seulement pu faire présumer leur existence; ainsi on en a trouvé entre les membranes du cerveau, entre la plèvre pulmonaire et la plèvre costale; entre le péritoine, l'épiploon et ailleurs.

Voilà le résultat, tant de fois constaté, des observations anatomiques et médicales qu'on pourroit appuyer de détails nombreux d'exemples rapportés dans les divers ouvrages des anatomistes et des médecins, ainsi que de ceux de notre pratique, que nous

avons plus d'une fois confirmées par l'ouverture des corps.

Il n'est aucune des maladies dont nous
venons de faire mention, après lesquelles on
n'ait plusieurs fois trouvé des concrétions
membraneuses dans le corps de ceux qui les
avoient éprouvées, et tellement qu'on pourroit, en réunissant toutes ces observations,
en former un tableau qui seroit presque
complet.

Nous en avons donné une ébauche dans
la table nosologique que nous avons réunie, en 1767, à l'*Historia anatomica medica*
de Lieutaud; dans notre Anatomie médicale,
en traitant des diverses altérations que les
organes éprouvent, nous n'avons pas man-
qué, en faisant mention de celles des membranes naturelles, de parler des fausses membranes ou concrétions membraneuses qui se
forment dans le corps humain, mais souvent
en passant et sans faire aucun rapprochement
ni clinique, ni anatomique; un ouvrage élé-
mentaire et déjà trop volumineux ne pouvoit le comporter.

Toutes ces fausses membranes sont com-
posées de pellicules d'une épaisseur diffé-
rente, plus ou moins nombreuses, appli-

quéesles unes contre les autres avec plus ou moins d'intensité, ce qui fait qu'on peut les séparer plus ou moins facilement avec le scal-pel , ou bien après les avoir fait macérer dans des liquides capables de les ramollir.

Ces concrétions membraneuses ont plus ou moins de densité ; elles sont polies, ou inégales.

Quelques-unes supportent un assez grand alongement étant souples, et d'autres se cas-sent par la plus légère extension, on ne peut, dans aucune d'elles, distinguer ni fibres ni vaisseaux.

Quant à leur couleur, les unes sont très-blanches, d'autres grisâtres, brunâtres ou un peu rouges ; il en est qui perdent faci-lement leur couleur par quelques lotions d'eau.

Telles sont les observations que j'ai faites plusieurs fois sur ces concrétions formées tant sur les membranes séreuses , l'ara-cheoïde, la pie mère, la membrane interne du péricarde, les plévres, le péritoine, que sur les membranes fibreuses, le périoste, la dure-mère, les membranes externes des yeux, des oreilles, des capsules articulaires, et aussi sur celles qui se forment sur les membranes muqueuses des voies aériennes, alimentaires, urinaires et génitales.

J'ai indistinctement observé les mêmes concrétions membraneuses sur toutes les membranes.

La chimie, qui dans ces derniers temps a répandu beaucoup de lumières sur les substances animales, soit dans leur état de santé, soit dans leur état de maladie, ne pourroit-elle pas en répandre d'ultérieures, et peut-être de bien utiles, sur les fausses membranes. Tout ce que j'ai pu remarquer, c'est que de ces fauses membranes indistinctement trouvées sur les séreuses, fibreuses, muqueuses, les unes se ramollissoient presqu'en entier dans l'eau bouillante, et que d'autres au contraire s'y durcissoient presque totalement, comme dans l'esprit de vin et dans les acides ; d'où j'aurois pu croire que les unes étoient plus gélatineuses et d'autres plus albumineuses ; et quant à celles-ci, je les ai constamment trouvées dans des sujets qui avoient éprouvé les symptômes de quelque forte inflamation, ou même chez lesquels les parties subjacentes à la fausse membrane, considérées dans les cadavres, en portoient les marques, comme la rou-

geur et l'endurcissement, ou le ramollisse-
ment plus ou moins gangréneux.

Ces concrétions membraneuses se forment
toutes également d'une matière plus ou
moins blanche, qu'on a bien vue dans les
cadavres, recouvrant les vraies membranes
et qu'on faisoit exsuder d'elles, en les pressant le plus légèrement, sous forme d'une
rosée séreuse, laquelle sans doute s'épaissit
ensuite en partie jusqu'à former une espèce
de membrane *ex concreta portione seri ef-
fusi* (1), comme le disoit Morgagni, d'a-
près Valsava son maître ; mais comme dans
cette sérosité il y a plus ou moins de substance albumineuse ou gélatineuse, et quelquefois graisseuse, il en résulte que ces
fausses membranes acquièrent plus ou moins
de consistance, selon leur nature, selon que
l'exsudation est plus abondante, et qu'elle se
fait plus ou moins vîte, relativement aux
forces de la ciculation et aux parties sur lesquelles ces extravasions de sucs se forment ;
quæ concrescere possunt, disoit Morgagni,...
*cum languidior factus cordis, et pulmonum,
et caloris ipsius motus, et denique post mor-*

---

(1) Morgagni, epist. XX, art. 35.

tem omnino cessans, serum jam minus, aut
nihil agitat, easque inter se implicari aut
etiam deponi particulas sinit (1).

Cette explication sur la formation des
fausses membranes, donnée par Morgagni,
n'est relative qu'à celles qui se forment à la
mort, et qu'on trouve à l'ouverture des corps.
Mais quelle peut être la cause des fausses
membranes qui se forment pendant la vie?
On n'en peut reconnoître d'autre que l'irritation des vraies membranes qui y détermine un afflux d'humeurs plus ou moins
concrescibles, comme les vésicatoires appo-
sés aux parties extérieures les y appellent.

Qui ne sait pas que ceux qui ont avalé
quelque liqueur corrosive acide, alkaline,
de quelque nature qu'elle soit, trop âcre,
après avoir éprouvé des symptômes plus ou
moins violens, la fièvre, des douleurs, de la
difficulté ou l'impossibilité d'avaler, ont
rendu par les vomissemens, des fausses mem-

____

(1) Morgagni, epist. XX, art. 37. — Voyez dans
Haller, *Elementa physiol* t. VIII, quelques observations et explications sur la formation des membranes
naturelles, qui peuvent jeter quelque jour sur la formation des fausses membranes.

branes plus ou moins épaisses et étendues, ainsi que ceux auxquels on avoit donné des lavemens trop âcres en ont rendu par les selles? Et bien plus, qui ignore que de pareils sujets sont morts, et qu'on a trouvé leur canal alimentaire couvert de fausses membranes?

Mêmes observations ont été faites à l'égard des injections âcres dans la vessie par le canal de l'urètre, ou dans le vagin chez les femmes.

Sans recourir à des stimulans si actifs, pour irriter les membranes, ne voyons-nous pas tous les jours l'air brumeux, pluvieux, froid, ou même trop chaud; enfin, vicié de quelque manière que cela soit, donner lieu à des fièvres épidémiques catarrhales ou autres plus ou moins dangereuses, à des érysipèles et à d'autres maladies de la peau en agissant sur elle; à des ophtalmies en affectant la conjonctive; à des angines en affectant la membrane muqueuse de la bouche et de l'arrière-bouche; au croup, à la coqueluche; à l'asthme suffoquant en affectant la membrane du larynx, de la trachée-artère et des bronches.

Les exhalaisons, sous forme de fumée,

que l'on respire quelquefois, ainsi que les corps pulvérulens, des brins de fil, de laine de poils, introduits dans les voies aériennes par l'inspiration ou d'autres corps étrangers qu'on auroit avalés ou qu'on y auroit injectés, n'ont-ils pas donné lieu à de fausses membranes? Et quelle peut être la cause de leur formation dans la lienterie, dans la dyssenterie, autre que l'irritation de la membrane muqueuse des intestins par les mauvais alimens solides et par les eaux corrompues qui servent à leur boisson, ainsi que par le mauvais air qui ne favorise ni la transpiration ni la respiration! Cela est bien prouvé par les heureux changemens qu'éprouvent alors les malades en changeant d'air, d'alimens et de boisson.

Les humeurs qui ont été excernées par la vraie membrane muqueuse, la lymphe particulièrement, se concrètent plus ou moins par leur propre disposition, par leur stagnation, hors de la circulation et dans un lieu semblable à celle du corps humain, et aussi par l'absorption de leurs parties les plus tenues, qui s'opère par les vaisseaux lymphatiques des vraies membranes.

Le résidu de cet épanchement acquiert

même les auteurs en ont-ils fait mention et
sous divers noms (1). Cependant on en a
observé, à l'ouverture des corps, dans toutes
les membranes internes, et surtout dans la
membrane muqueuse des intestins. Une observation de ce genre, après un traitement
infructueux qui fut suivi de l'ouverture du
corps, m'a paru assez intéressante pour être
recueillie. M. de Paulo, consul d'Espagne,
étoit depuis long-temps atteint de coliques
très-violentes, avec une telle constipation,
qu'il passoit souvent huit jours et au-delà
sans aller à la garde-robe, il maigrissoit,
étoit très-jaune ; tout faisoit craindre en lui
le marasme, lorsqu'après de grands efforts
il rendit, avec très-peu de matières fécales,
une concrétion carniforme que le malade
porta chez moi ; elle avoit le volume d'une
petite poire, ayant un pédicule et étant
recouverte d'une membrane mince comme
l'épiderme ; coupée par le milieu transversalement, elle parut formée de petites cellules pleines d'une humeur glutineuse rougeâtre , lesquelles petites cellules étoient
séparées les unes des autres par des lamelles

____

(1) *Tumores carneœ. Excrescentiœ fungosœ.
Fungi. Tubera. Tubercula ,* etc.

ainsi plus de consistance, jusqu'à ce qu'une partie de la substance qui l'a formé soit elle-même altérée et sensiblement détruite par la chaleur du corps, et par les frottemens qu'il éprouve de la part des parties voisines, et encore par l'absorption de ses parcelles les plus tenues ; car il n'y a pas de partie, quelque dure qu'elle soit, isolée et formant un corps étranger, qui ne puisse ainsi être à la fin détruite en grande partie, sinon en totalité, du moins en plus ou moins grande partie ; c'est ce qu'ont prouvé divers faits que nous avons recueillis, et des auteurs et de nos expériences, rapportés dans un mémoire imprimé dans le recueil de ceux du muséum (1).

Mais si les acrimonies sont la cause fréquente de la formation des fausses membranes, ainsi que nous venons de le dire, l'inflammation l'est encore très-souvent, et peut-être la plus commune, comme divers faits le prouvent.

De plus, il paroît certain que les concrétions qu'on trouve sur les parties des cadavres des sujets qui ont éprouvé, avant de mourir, tous les symptômes de l'inflam-

____

(1) Tome 6. p. 463.

mation, ont en général plus de consistance que les autres; comme elles en acquièrent une plus grande encore quand on les fait bouillir dans de l'eau, ou qu'on les plonge dans de l'esprit de vin, ou dans des acides. On ne peut s'empêcher de reconnoître en elles une grande quantité de substance albumineuse, et d'autant plus que la pellucidité de l'eau dans laquelle on les a fait bouillir est presque conservée, ce qui n'auroit pas lieu si elles contenoient une grande quantité de substance gélatineuse, comme sont souvent celles qui ne sont pas le produit d'une inflammation.

C'est tout ce que nous pouvons dire de plus général sur cet objet, aussi curieux qu'utile, qui réclame les lumières des chimistes et des médecins.

Mais de quelle nature sont les concrétions membraneuses d'une étendue plus ou moins considérable, que les malades rendent quelquefois par l'expectoration, par le vomissement, par les selles, par les voies urinaires et génitales ? Sont-elles de la nature de fausses membranes observées dans les cadavres? sont-elles différentes, ou ne sont-elles pas des portions même des membranes na-

turelles, comme on l'a presque généralement cru?

Elles peuvent être de l'une et l'autre espèce. En effet, les observations ont prouvé
qu'elles pouvoient être, ou des portions de
l'épiderme lui-même, plus ou moins altéré
par des maladies particulières, par les aphthes
surtout, comme cela a particulièrement lieu
dans la phthisie pulmonaire, dans des affections gangréneuses, des esquinancies, des
pneumonies malignes.

Elles peuvent être des portions plus ou
moins étendues et épaisses de l'enveloppe
membraneuse elle-même, des voies aériennes qui sont expulsées par l'expectoration.

Mêmes excrétions de l'épiderme et de portions de la membrane interne muqueuse et
encore de la tunique membraneuse subja-
cente de l'œsophage, de l'estomac et des
intestins grêles peuvent avoir lieu, par le
vomissement, après diverses maladies gangréneuses et après des empoisonnemens.

De pareilles excrétions membraneuses ont
eu lieu par les selles par ces mêmes causes,
et très-fréquemment par des dyssenteries
malignes.

Or, dans tous ces cas, et dans d'autres

peut-être encore, ce sont des portions des vraies membranes qui ont été rejetées ; on y a reconnu la substance fibreuse et des vaisseaux ; souvent ces portions de la vraie membrane excernées, sont teintes de sang.

Mais d'autrefois, et cela est beaucoup plus fréquent, on a pris pour de vraies membranes des concrétions qui n'en avoient que la forme et non l'organisation. Eh! que n'a-t-on pas dit sur ces fausses membranes! On a eu à ce sujet des opinions si diverses, que j'ai cru cet objet digne d'un nouvel examen.

On ne reconnoît, comme on l'a déjà dit, dans ces fausses membranes aucune fibre ni aucun vaisseau ; communément la face qui correspond à la vraie membrane est polie, et celle qui répond à la cavité des voies aériennes ou des voies alimentaires est plus inégale. Leur densité est souvent plus grande du côté de la face qui correspond à la vraie membrane, que de l'autre côté. Cela m'a paru surtout remarquable après des maladies véritablement inflammatoires. L'ouverture des corps m'a même alors fait voir que la membrane intérieure naturelle étoit très-adhérente à la fausse membrane, et qu'elle étoit elle-même plus ou moins endurcie, épaisse et dure.

Ces remarques ont été faites sur des sujets morts de diverses esquinancies, qui avoient rejeté par l'expectoration des concrétions membraneuses ; j'en ai fait mention dans un mémoire inséré dans les volumes de l'Académie des sciences (1), sur d'autres qui avoient péri de maladies inflammatoires du canal intestinal ; mêmes remarques ont été faites sur des cadavres de personnes qui avoient rendu, par les vomissemens et par les selles, de pareilles membranes ; ainsi qu'après des espèces de lienteries avec vomissemens et de déjections par les selles d'une quantité excessive de concrétions membraneuses ; enfin, après des maladies des voies urinaires ; sur des sujets dont les urines avoient été chargées de pareilles concrétions. Ces remarques ont été faites dans les cadavres de femmes qu'on eût pu croire, ou qu'on avoit même cru, avoir rendu des portions de la vraie membrane muqueuse qui revêt entièrement le vagin et la matrice.

Les inégalités qu'on trouve sur les fausses membranes, ont pu faire croire à des ana-

____

(1) *Mémoires de l'Académie des sciences*, année 1778.

tomistes , comme Morgagni l'a observé, qu'elles avoient été rongées par quelque ulcération, et cette remarque n'est pas sans utilité, ayant vu nous-même commettre cette erreur, à l'égard de la membrane interne du canal intestinal d'un homme mort de la dyssenterie, chez lequel on vouloit absolument reconnoître un ulcère qui n'y existoit pas.

Quant aux adhérences des fausses membranes avec les membranes muqueuses sur lesquelles elles se sont formées, elles sont plus ou moins intimes ; quelquefois si fortes qu'on a peine à détruire sans dilacération de l'un ou de l'autre, de la vraie ou de la fausse membrane.

Mais d'autrefois ces fausses membranes sont tellement isolées de la vraie, qu'il y a une sérosité on une humeur glaireuse d'intermédiaire ; et telles étoient sans doute celles que les malades ont rendues en forme de tuyau ou de fourreau, soit par les selles, soit par les voies génitales et même l'expectoration sous forme de vaisseaux, ayant un tronc et des rameaux.

Si ces choses avoient été connues de Ruysch ; de Winslow ; de Marcorelle, correspondant de l'Académie des sciences, de Barthez et de tant d'autres, ils n'eussent pas pris ces fausses membranes pour de vraies, dans des sujets dont la guérison avoit d'ailleurs été plus ou moins prompte. Tul-pius et d'autres n'eussent pas pris pour des portions du poumon ou des vaisseaux de ce viscère, des concrétions membraneuses re-jetées avec la matière de l'expectoration. Ils n'eussent pas cru non plus que des malades, atteints de dyssenterie, eussent pu rendre par les selles la vraie membrane interne des intestins : ils n'eussent pas commis cette er-reur, s'ils avoient recherché, par l'ouver-ture des corps, à reconnoître le lieu d'où étoient venues ces fausses membranes, comme nous l'avons fait plusieurs fois ; ils eussent de plus été convaincus que la membrane mu-queuse des voies aériennes étoit le vrai siége des affections catarrhales, des rhumes, des angines, des coqueluches, des croups, des catarrhes suffocans, des esquinancies, des pneumonies, selon la diversité des lieux de cette membrane, où s'étoient faits les engor-gemens et selon l'intensité des symptômes de la maladie, surtout s'il y avoit fièvre ou inflammation.

L'angine suffocante qui fait périr si souvent les enfans, dont on vient de tant parler dans ces derniers temps, sous le nom
nouveau de *croup*, est occasionnée, non-
seulement par la transsudation ou excrétion d'une ou des humeurs plus ou moins
gluantes visqueuses, de la membrane muqueuse du larynx de la trachée-artère et
des bronches, mais encore par des fausses
concrétions membraneuses qui s'y forment.

C'est de là que proviennent tous les symptômes fâcheux de l'angine, et la mort
prompte qui en est la suite presque inévi-
table. Les anciens ont reconnu et la maladie
et les causes, ainsi que les remèdes les plus
employés, même en ce moment; Baillou
a ouvert, ou fait ouvrir quatre enfans morts
après avoir éprouvé une suffocation extrême
avec une voix glapissante, *vox clangosa*, et
après avoir rendu des fragmens membraneux par l'expectoration; on trouva, au
rapport de ce grand médecin, la trachée-
artère pleine d'une manière pituiteuse et de
concrétions membraneuses : *inventa est pituita lenta et contumax, quæ instar membranæ asperæ arteriæ, erat obtenta.* Cette
matière et ces membranes étoient si consi-

dérables, qu'elles empêchoient l'introduction de l'air dans les poumons, et faisoient périr les enfans de suffocation : *nec admittit spiritus, nec facile reddit; collum intumescere videtur strangulandus æger, mediis faucibus hærentes spiritus habet.*

Ce grand médecin a de plus donné, dans ses ouvrages, le résultat de la pratique : il a conseillé en pareilles circonstances, de faire vomir, pourvu toutefois qu'il n'y eût pas de signes de pléthore, et encore moins d'inflammation ; car alors il conseilloit de recourir à la saignée ; l'application des vésicatoire sur le lieu, même malade, ne lui étoit pas inconnue ; et depuis il a cru, dans quelques cas, devoir conseiller l'opération de la bronchotomie (1).

Ce n'est qu'après Baillou, que Tulpius a dit quelque chose d'équivalent sur les causes de cette espèce d'angine, mais non avant comme Michaëlis le croyoit. Ne refusons pas aux médecins françois les observations qu'ils ont faites dans une science qu'ils ont pratiquée avec tant de succès ; et quel plus grand praticien que Baillou !

----

(1) Ballouii opera omn. Tom. I, p. 182.

Marc-Aurelle Severin, aussi grand médecin qu'habile chirurgien de Naples , observa une angine épidémique qui fit périr
beaucoup d'enfans : *tot millia puerorum ,*
dans le larynx desquels on reconnut une
croûte membraneuse sans ulcération : *crusta
membranacea citra ulceris speciem* (1).

Nous nous sommes convaincus par l'observation , que les concrétions membraneuses
qui se forment dans les voies aériennes, dans
l'angine , bien loin de se borner au larynx ,
se prolongeoient dans la trachée-artère et
dans les bronches, non toujours en diminuant , mais quelquefois étant d'autant plus
épaisses et denses , qu'elles approchoient des
bronches ; bien plus , que non-seulement de
pareilles fausses membranes se trouvoient
dans les jeunes enfans , mais dans les sujets de
tous les âges ; et sans doute que si elles
donnent plus souvent lieu au croup chez les
enfans , c'est que leur glotte est proportionnellement plus étroite que dans un âge plus
avancé. Personne n'ignore que l'ouverture
de la glotte s'amplifie considérablement à
l'époque de la puberté ; d'ailleurs la mem-

____

(1) *De novis abscessibus, sub fine.*

brane muqueuse qui la rêvet, ainsi que le reste des voies aériennes, secrète chez les enfans, une plus grande quantité de mucosités, comme fait cette même membrane dans les narines et ailleurs.

J'ai ouvert, il y a plusieurs années, l'enfant d'un boulanger, rue Mazarine, âgé d'environ quatre ans, auquel j'avois donné des secours inutiles, dans une angine avec toux glapissante, dont il étoit mort du quatrième au cinquième jour, et j'ai trouvé un fourreau membraneux qui tapissoit les cavités du larynx et de la trachée-artère, et qui bien plus se prolongeoit dans les ramifications bronchiques des poumons, y formant de petits cylindres complets plutôt que de petits conduits. Nous avons réitéré pareilles observations par l'ouverture du corps de très-petits enfans portés dans l'amphithéâtre, et il n'est pas douteux que la mort de ces enfans n'ait été occasionnée par l'oblitération des voies aériennes.

Ainsi s'expliquent l'orthopnée violente, la voix glapissante, le gonflement du visage, des extrémités, les altérations de leurs pouls et les convulsions qui surviennent quelquefois.

D'après ces raisons, il n'est pas étonnant que cette maladie, *le croup*, soit plus commune chez les enfans que chez les adultes; mais ceux-ci n'en sont pas exempts, ainsi que les observations anatomiques et pathologiques l'ont prouvé. En effet, n'a-t-on pas vu des malades atteints d'esquinancie, périr subitement avec tous les symptômes de la suffocation, même la voix glapissante qu'on regarde comme un signe caractéristique du croup ? A l'ouverture de ces corps, on a reconnu que la cause d'une mort aussi subite avoit été occasionnée par une fausse membrane trouvée dans la trachée-artère, dans le larynx, dans la glotte même qui avoit intercepté le passage de l'air. Des asthmatiques ont péri de la même manière et par la même cause. Combien de fois encore des sujets plus ou moins âgés, atteints de maladies éruptives, rougeole, petite vérole, sont morts de suffocation avec voix aiguë, glapissante, par rapport à des concrétions membraneuses qui s'étoient formées dans le larynx. Des phthisiques sont aussi quelquefois morts subitement de suffocation avec voix glapissante, avant d'avoir été réduits au dernier degré de maigreur, avant d'avoir éprouvé les derniers symptômes qui eussent pu les conduire à la mort; et dans tous ces cas, l'espèce de croup qui est survenue a été consécutif. Nous avons eu sous les yeux de pareils exemples.

A l'ouverture des corps morts ainsi, on a trouvé le larynx, la trachée-artère et les bronches qui étoient pleins de concrétions muqueuses et membraneuses ; ainsi le croup n'est pas exclusivement propre aux enfans ; il est seulement beaucoup plus commun chez eux et plus souvent primitif, surtout dans des constitutions catarrhales qui peuvent se répandre dans un même pays, sans qu'on puisse pour cela le regarder comme contagieux, ainsi que quelques médecins l'ont cru.

Nous nous abstenons d'entrer dans de plus longs détails sur cette matière, faisant tous les ans l'objet d'une de nos leçons au collège de France, et devant être bientôt mise au plus grand jour par ceux qui concourront au prix qui vient d'être proposé.

Parlons maintenant d'autres fausses membranes muqueuses qui ont été observées en d'autres parties du corps. Il s'en est formé dans l'estomac qui ont occasionné des vomissemens violens; et qui même ont été mortels; c'est ce qui est confirmé par des observations rapportées par MM. Morgagni et Lieutaud.

Un homme que j'ai soigné et qui étoit atteint d'un vomissement très-opiniâtre avec une extrême constipation, étoit réputé avoir le pylore oblitéré; on le croyoit perdu : ayant rendu par le vomissement une concrétion membraneuse, on crut que la gangrène étoit survenue à l'estomac; mais le résultat fut bien différent; car, non-seulement la situation de ce malade ne fut pas pire, mais les vomissemens s'éloignèrent et cessèrent, et le malade se rétablit complètement; sans doute que le pylore avoit été bouché par une fausse membrane qui avoit été rendue par le vomisssment; et cette guérison, dans ce sens, a du rapport à celle de l'angine membraneuse.

Cependant tous ceux chez lesquels ces concrétions membraneuses se forment autour du pylore, ne sont pas aussi heureux que celui dont je viens de parler; plusieurs en sont morts, après avoir éprouvé des vomissemens plus ou moins longs; et l'on a reconnu à l'ouverture du corps une véritable expansion membraneuse plus ou moins épaisse et plus ou moins adhérante autour du pylore, se prolongeant dans une étendue plus ou moins grande dans l'estomac, dans le duodenum.

Quelquefois sous cette fausse membrane, comme sous la fausse membrane du larynx, il y a une humeur muqueuse assez copieuse; mais d'autrefois encore, comme à l'égard du larynx, bien loin qu'il y ait un corps membraneux distinct autour du pylore, ce sont les parois elles-mêmes du pylore qui paroissent, dans leur totalité, gonflées, épaissies, endurcies, ainsi que nous l'avons dit, en traitant de l'oblitération du pylore, dans notre anatomie médicale.

Combien de fois des constipations opiniâtres n'ont-elles pas cessé après l'expulsion des corps membraneux, formés dans les intestins? Qu'on lise encore les ouvrages de Morgagni, de Lieutaud, notre Anatomie médicale, et on y en trouvera des exemples. Nous en avons aussi cité d'autres de constipation opiniâtre, dans notre mémoire lu à l'Institut, sur les excroissances fongueuses dans le canal intestinal, qui ont cessé dès que ces excroissances ont été expulsées.

La médecine pourroit plus facilement
atteindre, par des remèdes, ces concrétions
membraneuses dans les premières voies,
que lorsqu'elles sont dans les voies aériennes :
car, indépendamment que les vomitifs pourroient plus facilement les détacher par des
mouvemens, des contractions réitérées dans
leurs parois, les remèdes avalés pourroient
aussi agir immédiatement sur elles et les
amollir, les atténuer, les détruire. J'ai rapporté dans mon mémoire sur le *melœna*
quelques heureux succès du sel de tartre, et
aussi d'une eau de chaux adoucie par moitié
d'autre eau naturelle ou distillée, donnée
pendant quelques temps à un homme qui
éprouvoit de fréquens vomissemens ; mais il
vomit plusieurs fois des concrétions membraneuses, et insensiblement sa maladie
noire cessa. C'est avec un pareil succès que
l'eau de chaux plus ou moins mêlée avec
d'autre eau a été long-temps prescrite à un
malade du Marais, madame Soigny, atteinte
tous les jours ou tous les deux jours d'un
vomissement d'une humeur glaireuse très-
abondante avec suppression des garde-robes.
Je fus appelé, pour lui donner des soins, avec
M. Lesueur docteur en médecine ; l'amaigris-

sement qu'elle éprouvoit, une légère fébricule et une rénitence que je crus reconnoître
dans la région du pylore, me firent croire qu'il
étoit gonflé et rétréci , ce qui me fit porter le
pronostic le plus fâcheux ; cependant ayant
conseillé la seconde eau de chaux dans une
infusion de mnthe avec un peu de quinquina,
et quelques gouttes anodines, mélange qui
fut long-temps donné par cuillerées une ou
deux fois toutes les heures, pendant le jour,
et à de plus longs intervalles pendant les
nuits , la malade rendit un jour une matière
glaireuse abondante, et deux ou trois jours
après , quelques concrétions membraneuses.
Les selles se rétablirent et cette dame guérit.

L'idée que j'eus de prescrire la seconde
eau de chaux en pareille circonstance , étoit
une suite des expériences que j'avois faites,
avec M. Senac, sur des concrétions du sang
des pleurétiques qui s'étoien tdissoutes dans
de l'eau de chaux , plus vîte que dans d'autres
liquides.

Les médecins avoient depuis long-temps reconnu dans cette eau seconde de chaux la ver-
tu dissolvante ; l'ayant conseillée dans plusieurs maladies réputées glaireuses, et dans
d'autres qu'on croyoit occasionnées par des

concrétions phosphatiques dans les voies urinaires ou ailleurs, et nous-même l'ayant conseillée contre les diverses maladies de la bile,
particulièrement dans l'intervalle des coliques
occasionnées par des calculs bilaires ; mais
j'augurai encore plus favorablement de l'u-
sage de l'eau seconde de chaux contre les
concrétions muqueuses et membraneuses du
pylore ; le remède pouvant en quelque manière être porté sur le mal ; différence bien
grande d'autres circonstances dans lesquelles
on a quelquefois prescrit les fondans intérieurement, d'après les effets qu'ils avoient
produits extérieurement. Car, qui ne sait
pas que des remèdes pris dans l'intérieur,
avant de parvenir au lieu malade, ont pu
produire des effets très - divers et affecter le conduit par lequel ils pas-
sent, ou du moins se dénaturer en se
mêlant aux diverses humeurs animales, et
par d'autres causes encore. Aussi ne peut-on,
je crois, conclure *à priori* de l'efficacité d'un
remède, mais seulement d'après l'expérience?

Je reviens aux concrétions membraneuses
ou fausses membranes des premières voies.
Qui ignore aujourd'hui que de pareilles concrétions sont souvent rendues par les selles de

ceux qui éprouvent la dyssenterie, tantôt sous forme d'une matière grumeleuse et blanchâtre, qu'on a cru graisseuse (1) ou même caséeuses (2), comme il en est fait mention dans l'ouvrage de Pringle, sur la dyssenterie des corps, tantôt sous forme de pellicules, d'écailles de poisson, ou de parcelles de l'épiderme qui se détachent de la peau, dans certaines dartres, ou d'autres parties de cette enveloppe commune. Ces concrétions membraneuses des intestins rejetées par les dyssentériques, ont quelquefois la consistance, la forme et la couleur des membranes ou des ligamens. On les a plusieurs fois prises pour des vers.

______

(1) Les chevaux qui sont exposés à des exercices violens et à des arrêts subits de transpirations, éprouvent une inflammation des intestins dans laquelle ils rendent les excrémens plus ou moins couverts d'une fausse membrane, quelquefois très-épaisse et très-abondante.

Cette maladie a été appelée *gras fondu* par les hippiatres, parce qu'ils croyoient que c'étoit la graisse que les animaux malades rendoient avec leurs excrémens. (Huzard.)

(2) *De la dyssenterie, médecine des armées*, de Monro, traduction française, t. II, p. 206.

Mais quelquefois elles forment un tuyau assez long, comme Fernel, notre grand médecin de Paris, l'a observé, et comme depuis on l'a encore vu : *durum ac firmum medio ductu pertusum pedis longitudine* (1).

Ce n'est pas seulement dans la dyssenterie que se forment les concrétions membraneuses que les malades rendent par le fondement ; des individus, sans l'avoir éprouvée, en ont rendu des quantités considérables, plus ou moins épaisses et larges, quelquefois avec des concrétions de diverses formes, qui paroissoient charnues, dont la quantité étoit encore telle qu'elle eût pu remplir plusieurs vases. Ces malades, et les médecins quelquefois, ont cru que ces excrétions étoient des portions des intestins. Qu'on lise une dissertation très-savante de Gottlieb Bauer (2), et l'on y trouvera des exemples de déjections de concrétions charnues par les selles, si considérables, qu'il y auroit lieu d'en être étonné, si d'autres observations n'avoient confirmé

______

(1) *Pathol.* lib. VI, cap. 9.

(2) *De morb. intestinorum. Dresdœ,* 1747. Et aussi l'epist. XXX de Morgagni, *De sedibus et causas morborum.*

celles de ce savant médecin ; nous avons communiqué à l'Institut, il y a quelques mois, l'exemple d'une constipation affreuse qui ne cessoit que par l'excrétion de quelques corps polypeux détaché des intestins. Toutes les pellicules, les membranes, les corps charnus polypeux sont de la même nature que ceux observés dans les voies aériennes , et dont nous avons parlé, ils proviennent de l'humeur glutineuse secrétée en grande quantité de la membrane muqueuse des intestins, comme on a vu des phthysiques qui en ont rendu par l'expectoration , en une telle abondance qu'on croyoit trouver leurs poumons réduits à rien , ou entièrement consumés , de même on s'est persuadé quelquefois que les parois des gros intestins auroient été trouvées détruites ou au moins très-amincies , ulcérées ; et cependant dans l'un et l'autre cas l'anatomie a démontré le contraire ; les viscères qu'on croyoit détruits ou du moins diminués dans leur substance , ayant été trouvés dans leurs intégrité.

Les *rétrécissemens* des intestins grêles et gros , du rectum principalement , ont été plusieurs fois occasionnés par des fausses membranes formées en eux , soit qu'elles

contribuassent à la rétraction et aussi à
l'épaississement de la tunique membraneuse,
soit qu'elles existassent seules. Cela a été
démontré par l'ouverture des corps et dans
des sujets qui étoient morts après avoir
éprouvé des constipations affreuses, quelquefois des tympanites. On a vu de pareilles
fausses membranes rejetées par le fondement, et tous les accidens cesser. Cela
sans doute avoit lieu lorsque les adhérences
de ces fausses membranes à la tunique
muqueuse se détruisoient, et par les contractions réitérées des fibres musculaires des
intestins qui les contenoient, et par une
continuation de secrétion de l'humeur muqueuse qui s'interposoit entre elles et la vraie
tunique ; enfin par le frottement des matières
fécales, et aussi parce qu'il n'y a pas de corps
dur, qui, abandonné à lui-même, ne termine
par diminuer de volume ou même par se
détruire par sa décomposition, et aussi
parce que ses diverses parties sont plus ou
moins absorbées par les vaisseaux lymphatiques (1).

____

(1) Voyez notre mémoire, imprimé dans le *Recueil
du Muséum d'histoire naturelle*, 1807

Mêmes observations peuvent être faites relativement aux voies urinaires ; car, non-seulement leur tunique membraneuse peut s'épaissir et se racornir, mais aussi il peut se former sur leur membrane muqueuse, des fausses membranes plus ou moins étendues en épaisseur et en longueur, formant quelquefois de petits cylindres dans les reins, qui bouchent les conduits urinaires, et un faux conduit, plus ou moins étendu dans les urétères, ainsi qu'une fausse membrane plus ou moins épaisse, adhérente ou non adhérente à la membrane muqueuse de la vessie. N'a-t-on pas également vu de pareilles concrétions adhérer intimement au trigone et au contour de la vessie dans le canal de l'urêtre ; ces fausses membranes étant quelquefois réunies au gonflement de la vraie tunique membraneuse et muqueuse, et quelquefois en étant assez distinctes. En pareille circonstance des rétentions d'urine ont pu être guéries par l'expulsion des fausses membranes par les voies urinaires, opérée souvent par la seule nature.

Combien de pareilles excrétions membraneuses n'a-t-on pas vu ? Combien n'en voit-on pas tous les jours dans les urines

de certains malades? et qu'on a pris pendant
long-temps pour des débris de la membrane
interne des voies urinaires, et qui ne l'étoient
nullement, mais seulement des concrétions
contre nature.

J'ai vu des malades qui en ont rendu une
telle quantité pendant long-temps avec les
urines, que si on les eût conservées, elles
n'eussent jamais pu être contenues dans les
cavités de ces mêmes voies urinaires.

Cette quantité ne doit pas plus nous surprendre que celle des concrétions membraneuses furfuracées qui sortent quelquefois
de la surface extérieure du corps de certaines
personnes : on en a vu chez lesquelles il en
tomboit tous les jours une telle quantité,
qu'elle remplissoit une de nos assiettes
de table. Il y a peu d'années que nous avons
vu l'un de ces malades, demeurant à l'Arse-
nal, dont le corps se couvroit tous les jours
d'une substance écailleuse, qu'on détachoit
moyennant une brosse ou une pommade
oxigénée, et en une quantité incroyable,
qui étoit bientôt remplacée par une autre
pareille quantité; et cependant le corps de
la peau paroissoit intact.

On a reconnu dans la vessie, par des ouvertures de corps, des fausses membranes ayant la plus grande consistance (1), sans presque contenir de matière phosphatique, laquelle est au contraire d'autant plus abon-dante dans les vraies pierres urinaires dont les matières glutineuses et albumineuses secrétées de la membrane muqueuse des voies urinaires, forment en quelque manière le canevas; de sorte que si on pouvoit par quelque moyen ramollir, résoudre, atténuer la fausse membrane qui sert de réceptacle et d'union aux matières phosphatiques,celles-ci disgrégées, séparées, pourroient plus facilement être expulsées par la voie des urines,avec les urines elles-mêmes; et n'est-ce pas ainsi qu'on pourroit croire qu'un jour, plutôt que par tout autre artifice, il seroit possible de parvenir à fondre les pierres

---

(1) *In vesica tenax*, disoit Théophyle Bonet, *ea materia non semper in durum corticem* (*a*), *sed in membranaceam solum substantiam convertitur*(*Anat. pract.* sect. XXIII.)

(*a*) M. Duhamel, dans la *Physique des arbres*, t. II, p. 23 et 27, dit que leur écorce est formée d'un suc gélatineux concrété... La fausse membrane dont les parties urinaires sont quelquefois recouvertes, comme d'une écorce, n'est-elle pas de la même nature ?

urinaires par des boissons apéritives ga-
zeuses ou autres, et encore mieux par des
injections dans la vessie, comme l'eau seconde
de chaux. Et n'est-ce peut-être pas par cette
raison que le calcul dans les voies urinaires,
qui étoit si commun en Hollande jusques au
commencement du dernier siècle, époque à
laquelle l'usage du thé y est devenu si commun, y est depuis comparativement infiniment rare.

De pareilles concrétions membraneuses se
forment chez les femmes dans la cavité de la
matrice, du vagin. On a cru plus d'une fois,
et pendant long-temps, qu'une portion de
leur membrane interne s'en étoit détachée,
et on l'a cependant trouvée intacte par l'ouverture du corps : c'étoit une exsudation de
la membrane muqueuse qui la tapisse, qui y
avoit donné lieu en se condensant, et en
formant ainsi une fausse membrane plus ou
moins épaisse et dense.

Ainsi donc, se rapprochent et se ressemblent, même à beaucoup d'égards, les maladies
qu'on a cru très-diverses des voies aériennes,
alimentaires, urinaires et des parties de la
génération, qui proviennent de quelques
fausses membranes ; mais cela ne doit plus

surprendre, quand on réfléchit que la membrane qui les tapisse est de la même nature, et continue à la membrane muqueuse de la peau.

On conçoit aussi d'après cela, que dans tous les cas, les traitemens doivent se ressembler ; en effet les vomitifs peuvent être très-efficaces par les secousses qu'ils pourront occasionner aux diverses parties, et déterminer le détachement des fausses membranes de la vraie, si elles ne s'en détachent naturellement. Ainsi ces vomitifs seront très-utiles dans le croup, dans la coqueluche, dans le catarrhe suffoquant, dans la dyssenterie. La bonne pratique n'est-elle pas d'accord là-dessus ?

Mais dans tous ces cas, on suppose qu'il n'y a aucun signe d'inflammation existante ou imminente. Car alors il faudroit nécessairement faire précéder la saignée, ou plutôt les saignées ; et ainsi des autres moyens curatifs qui se rapprochent. Combien de maladies qu'on regarde comme très-diverses, pourroient être cependant ainsi utilement considérées et rapprochées pour faciliter l'intelligence du traitement. Nous dirons ici, avant de terminer ce mémoire, que la membrane

qui revêt intérieurement les cavités du cœur
et les vaisseaux sanguins, est quelquefois
enduite d'une matière glutineuse, et qu'on
peut l'en faire transsuder, comme nous nous
en sommes convaincus, en la pressant légèrement dans quelques cadavres.

Cette matière étant concrescible, comme
celle des membranes muqueuses dont on
vient de parler, il se forme quelquefois dans
les cavités du cœur une fausse membrane
plus ou moins épaisse qui en revêt les parois ;
et de plus il se forme en elles de vraies excroissances fongueuses : mêmes altérations et
ont été observées sur la face externe du
cœur.

On ne peut confondre cette sorte de concrétion avec celles qui sont uniquement
formées par l'albumine séparée de la partie
rouge du sang, et qui s'est figée dans la
cavité des vaisseaux, souvent seulement
après la mort, et qu'on a prise long-temps
pour des polypes, avant que Morgagni,
Senac et d'autres bons anatomistes, eussent reconnu cette erreur.

L'inflammation me paroît être leur cause
la plus fréquente : or, ces concrétions une
fois formées dans les voies de la circulation,

dans le cœur et dans les vaisseaux sanguins , car elles y ont été observées, quel trouble ne peuvent-elles pas occasionner, quand ce ne seroit qu'en les engorgeant , et encore plus, en les oblitérant ?

Un garçon imprimeur fut atteint d'un *carditis*, il parut guéri : cependant un mois après il éprouva des palpitations de cœur, qui augmentèrent ; en peu de tems elles furent très-violentes. Il vint me consulter ; quelques saignées que je lui conseillai, retardèrent sa mort, mais pas pour long-temps. Je fis faire l'ouverture du corps par M. Marchand, mon prévôt , qui trouva l'orifice aortique du cœur et ses valvules couvertes d'une fausse membrane très-épaisse et très-adhérente ; le ventricule gauche étoit extrêmement dilaté et contenoît beaucoup de sang.

Il paroît probable que la fausse membrane qu'on a trouvée , avoit été l'effet de l'inflammation du cœur que le malade avoit éprouvée avant de ressentir les palpitations, et que celles-ci avoient été l'effet de l'obstacle que la concrétion membraneuse opposoit au passage du sang du ventricule gauche dans l'aorte.

Dans un autre homme qui étoit mort d'une maladie inflammatoire de la poitrine, sans toux ni expectoration, et sans une grande difficulté de respirer, mais avec quelques palpitations du cœur, qui se faisoient ressentir parfois, vers le tiers supérieur de la partie antérieure et latérale de la poitrine, on reconnut que l'aorte étoit très-enflammée, que sa membrane interne étoit épaisse et durcie, et que de plus, elle étoit intérieurement recouverte par une fausse membrane, épaisse de trois à quatre lignes, qu'on eut peine à détacher avec le scalpel. Je ne doute point que cette fausse membrane n'ait été formée par l'albumine, que l'inflammation avoit fait exsuder de la membrane interne de l'aorte, et qui s'étoit ensuite concrétée.

Un plus long détail des observations sur les fausses membranes et sur les concrétions fongueuses des membranes séreuses et fibreuses, seront l'objet d'un troisième mémoire que nous communiquerons à la Classe.

DE

L'ANGINE MEMBRANEUSE,

OU

DU CROUP,

Imperti meliora,
Si non utere nostris.

DE L'ANGINE MEMBRANEUSE,
OU DU CROUP.

Nom. Les médecins d'Écosse sont les premiers qui se soient servis dans leurs écrits du nom de *croup* pour désigner l'espèce d'angine avec toux glapissante par des matières glaireuses et membraneuses ramassées dans la cavité du larynx et de la trachée-artère. Ce nom étoit adopté par le peuple de ce pays, où cette maladie est très-commune, et il l'a été depuis par un grand nombre de médecins français et étangers (1).

Pour faire connoître cette maladie, ou pour en donner le diagnostic, 1.º nous ferons l'exposé fidèle de ses symptômes dans ses divers états;

---

(1) Baillou et plusieurs médecins ont parlé du croup en traitant de la coqueluche; mais sans le désigner par aucun nom; celui de croup a été employé par M. *Home*, savant médecin écossais, qui a publié en 1765 plusieurs observations sur la nature et sur le traitement du croup (a).

(a) Nous avons donné en 1767, un extrait des principales observations de M. *Home*, sur la nature du croup, dans l'*Historia anatomico-medica* de *Lieutaud*. Nous avons aussi donné à l'Académie des sciences en 1778 l'histoire d'une angine inflammatoire dans une femme qui en périt, et dont on fit l'ouverture du corps. On reconnut dans la trachée-artère une fausse membrane; on croyoit alors généralement que les malades rendoient dans cette sorte de cas par l'expectoration la vraie membrane des voies aériennes : le fait démontra le contraire.

5

2.° Nous dirons quelles sont les espèces de croup qu'il faut réellement distinguer pour se faire une idée exacte de celle qui n'est pas symptomatique, qui est *essentielle*, soit relativement à sa nature, soit relativement à son traitement;

3.° Nous donnerons le résultat des ouvertures des corps de ceux qui en sont morts;

4.° Un précis des causes les mieux reconnues de cette maladie;

5.° Le pronostic qu'on doit en porter;

6.° On prouvera par des exemples que le croup est sporadique, épidémique, endémique et non contagieux;

7.° Quel est le traitement le mieux éprouvé du croup, et comment il peut et doit être varié;

8.° Ce qu'on peut faire pour s'en préserver, s'il est possible;

Rusch l'a nommé *asthma infantum spasmodicum*; Lond. 1770. Il l'a aussi appelé dans d'autres écrits, *cynanche trachealis spasmodica*.

Craufort, *cynanche stridula*, dissert inauguralis, Edimb 1777.

Russel, *angina inflammatoria infantum*.

Christ-Frederic Michaelis a publié une dissertation pour son doctorat, de *anginâ membranaceâ aut polyposâ*, Argentor. 1778.

Cullen et Christon, *cynanche trachealis*.

Hylary, *catharrus suffocans barbadensis*.

Star, *morbus strangulatorius infantum*.

9.º Nous donnerons une courte notice historique de cette maladie relativement aux auteurs qui l'ont connue, et qui ont laissé dans leurs écrits des détails plus ou moins utiles, relatifs à son diagnostic, son pronostic, ses causes et à son traitement;

10.º Nous terminerons enfin notre leçon sur le croup par un court exposé de notre propre clinique, soit qu'elle ait eu un heureux résultat, soit qu'après la mort, les individus que nous n'avons pu rappeler à la vie aient servi à notre instruction, par l'ouverture du corps qui en a été faite.

1.º *Symptômes du croup.*

Ceux qui sont atteints du croup éprouvent des quintes de toux violentes, et plus

---

Darvin, *peripneumonia trachealis.*

The hyves en *Pensilvanie*; n'est-ce pas le mal d'*exive*, connu dans le département de l'Indre et Loire, dont M. Bouriat, médecin de Tours a parlé; voy. Journal de la société de médecine de Montpellier, n.º 9, pag. 276.

Le croup a été aussi appelé *morbus truculentus infantum : angina periculosa*, etc.

Plusieurs médecins ont écrit en France sur le croup: MM. Chaussier, Double, Caigné, Macarthan, Bouriat, Beauchène, Schwilgué, Rechou, Desessarts, savant medecin, membre de l'institut, Caron, ancien chirurgien praticien de Paris, et autres ; car nous ne prétendons pas compléter la liste de tous les auteurs qui ont parlé sur le croup, soit en France soit dans les pays étrangers.

ou moins fréquentes, et ont une voix glapissante d'abord très-aiguë, ensuite très-aigre
et rauque (1), avec sensation, plus ou moins
intense, d'un obstacle dans le larynx et dans
la trachée-artère qui gêne plus ou moins la
respiration.

Prélude et première période. Ces symptômes sont souvent précédés, pendant deux,
trois à quatre jours, d'une toux sèche avec
enrouement; les individus qui en sont menacés, ont les yeux vifs, saillans; ils ont
des éternuemens; un léger gonflement de
la face et un peu d'assoupissement.

---

(1) Quelques médecins l'ont comparée aux cris des
GRUES, des OIES, des AIGLES, *etiam ut voces gruum,
anserum, aquilarum.* Manjot, cité par *Manget.* Voyez
Theoph. Bonet, Sepulchret. Anat. Prat. lib. I, sect. 22,
obs. 5.
Quelques auteurs qui ont écrit en latin sur le croup,
ont dit que la voix de ceux qui en étoient atteints étoit
stridula. Home, Cranfort, Michaëlis. *Gallinacea.* Sauvages, Nosol. Method. 12.
Des médecins anglais dans ces derniers temps, ont
comparé le son de la voix de ceux qui ont le croup, à
celui que produiroit l'air à travers un morceau de mous-
seline et ensuite à travers un tuyau d'airain fêlé. On
avoit dit auparavant, voyez le *sepulchretum de* BONNET
déjà cité, *in quo duœ voces prima clari sona, deinde
aspera, velut intra fictile siccum, aut cavum œdifi-
sium vox emitteretur.*

Mais quelquefois ces symptômes qui sont aussi les précurseurs de la coqueluche, sont si peu intenses, que le croup paroît venir subitement, ou qu'il vient en effet tout-d'un - coup sans que ces symptômes l'aient annoncé; la première période du croup peut donc être si peu marquée, ou si courte, qu'elle soit à peine apparente.

Confirmation ou état du croup. Les quintes de toux, plus ou moins glapissante, qui ont lieu quand le croup existe, sont si violentes, avec de telles contractions des muscles du tronc et des extrémités, qu'elles paroissent être de véritables convulsions, si elles ne le sont réellement.

Ces quintes sont d'abord plus ou moins éloignées, comme périodiques, sèches, mais ensuite suivies d'une expectoration de matière d'abord claire, salivaire, et ensuite glaireuse, muqueuse, blanchâtre; expectoration qui est souvent réunie au vomissement d'une matière semblable et assez abondante.

Cette matière vomie ou expectorée n'a aucune mauvaise odeur et se conserve long-tems telle: elle se dissout dans de l'eau chaude, et en trouble à peine la transparence.

Il y a pendant ces quintes de toux, de

la difficulté de respirer, qui continue quelquefois après elles, surtout quand la maladie a fait des progrès, alors ces quintes ne laissent que de très-courts intervalles et elles sont très-violentes.

Les malades pendant les quintes tiennent la tête élevée, même un peu renversée en roidissant le col; leur pouls est précipité, plus ou moins dur, et ordinairement avec des irrégularités.

Dans les derniers momens, le visage se gonfle un peu, prend même une couleur pourpre, violette; les veines de la face, des tempes, du col, s'enflent, les mains se tuméfient; sans doute parce que le retour du sang vers le cœur, est empêché par la gêne de la respiration.

Il y a une augmentation de chaleur dans toute l'habitude du corps, avec sécheresse, et lorsqu'elle se relâche plus ou moins, la peau devient moite, mais plus sur la poitrine, au col, au visage, aux extrémités supérieures, enfin au-dessus du diaphragme, bien plus sensiblement qu'au dessous.

A ces symptômes, succèdent des frissons légers, courts, réitérés, avec refroidissement des extrémités.

Les urines sont peu abondantes, plus ou moins troubles, blanchâtres ; on a dit qu'elles étoient *lactescentes*.

Les selles sont jaunâtres, quelquefois grisâtres ; elles surviennent après les fortes quintes, et quelquefois involontairement.

Les quintes de toux étant éloignées, au commencement, le malade paroît se rétablir dans les intervalles, et alors il n'y a point de fièvre ; dans la soirée cependant les quintes redoublent en force et en fréquence, la fièvre survient et dure une partie de la nuit ; jusques dans la matinée où les quintes et la fièvre se relâchent pour faire place à une légère moiteur, mais si la maladie est plus intense, les quintes sont encore violentes et plus fréquentes pendant le jour.

Aux expectorations d'abord salivaires, ensuite blanchâtres, muqueuses, grisâtres, se joignent quelquefois celles des concrétions membraneuses, plus ou moins considérables en étendue et en densité. Des malades en ont rendu qui étoient aussi grandes qu'une pièce de vingt-quatre sols, frangées dans leurs bords ; d'autres étoient solides comme de petits cylindres ; quelques-unes étoient creusées dans leur longueur, en forme de tuyaux.

La maladie, parvenue à un tel degré, ou prend de l'amendement, diminuant et tendant insensiblement à la guérison, ou elle fait de nouveaux progrès, malgré ces expectorations; ou encore plus sans qu'elles aient lieu, ou du moins très-incomplètement, et termine par enlever le malade plus ou moins vîte par une espèce de strangulation; ainsi a-t-elle une heureuse ou une funeste terminaison?

Heureuse terminaison. Une des plus favorables dispositions de la maladie qui en annonce l'heureuse terminaison, c'est la diminution et l'éloignement des quintes de toux avec plus de facilité dans la respiration pendant leurs intervalles, moins d'assoupissement, plus de facilité et d'abondance dans l'expectoration qui n'est plus si visqueuse et approche davantage des crachats ordinaires; en même-temps que les vomissemens des matières glaireuses diminuent ou n'ont plus lieu; les urines deviennent encore plus abondantes, quoique toujours épaisses et blanches, et ce n'est que lorsque les accidens du croup ont à-peu-près cessé, qu'elles reprennent leur état naturel.

Le pouls est plus régulier, moins dur,

et plus développé. La peau reprend sa chaleur naturelle et uniformément dans toutes ses parties externes, même au col. La respiration est constamment plus libre qu'elle n'étoit , et le pouls devient de plus en plus souple , plus égal ; quelquefois cependant les quintes de toux , quoique diminuées en force et en fréquence , continuent après la cessation des autres symptômes, et reviennent de temps en temps , surtout le soir, et encore plus le matin au réveil, avec expectoration plus ou moins copieuse ; mais enfin, ces quintes s'apaisent, le sommeil est plus tranquille et plus long. L'expectoration diminue et cesse insensensiblement, en même-temps que la transpiration et la chaleur de la peau deviennent naturelles.

Cet heureux état est ordinairement annoncé par quelques selles liquides jaunâtres, comme bilieuses, plus ou moins chargées d'une humeur glaireuse, analogue à celle que les malades ont crachée , mais pas assez abondamment pour qu'ils n'en ayent avalé une partie , surtout si ce sont de jeunes enfans ; quoiqu'il puisse bien arriver que la membrane muqueuse du canal alimentaire continue à celle des voies aériennes dans lesquelles le croup avoit son siége, ait pu aussi secréter ou continuer de secréter une matière muqueuse, à-peu-près semblable à celle que le malade a rendue par l'expectoration et pendant le croup.

Malheureuse terminaison du croup. Communément, c'est du quatrième au cinquième jour que le croup est mortel. Il y a cependant des malades, même de très-jeunes enfans, qui ne sont morts que le douzième. jour, et même le quinzième ou le dix-septième (1), ce qui est cependant rare.

Lorsque la maladie prend une tournure fâcheuse, les quintes se rapprochent et deviennent plus fréquentes. La région du larynx est un peu douloureuse ; souvent l'enfant y porte les mains pendant la violence de ces quintes, rejetant la tête en arrière, roidissant le col. La toux est plus grave, surtout vers la nuit, et moins glapissante

---

(1) L'enfant dont il est question dans le cinquième cas rapporté par *Macartan* mourut le dixième jour. La fille de M. *Leroi* le douzième, un enfant de madame Duchillot, que j'ai traité d'un croup, rue Saint-Dominique, en 1783, ne mourut que le dix-septième jour. M. *Bouriat*, médecin de Tours, a fait mention, dans un excellent écrit, d'un croup heureusement terminé le quinzième jour. On a des exemples de croups qui ont été mortels ou qui ont guéri encore plus tard.

qu'au commencement (1); et la voix est plutôt
rauque et foible qu'aiguë, qu'aigre *stridula*.

La respiration n'est plus libre, même dans
les intervalles des quintes, qui dans les derniers tems, s'éloignent et s'affoiblissent ; le
pouls au lieu de se rapprocher de l'état naturel, comme il le faisoit au commencement de
la maladie, dans l'intervalle des quintes, reste
très-fréquent après elles, et devient de plus en
plus foible, petit, inégal, intermittent. La respiration est courte, laborieuse, comme si le passage de l'air dans le larynx et la trachée-artère
étoit gêné par le rétrécissement, l'oblitération de ce canal ; la langue est plus épaisse,
avec un sédiment sur son dos; elle est plus
ou moins rouge à ses bords; l'expectoration
est ralentie, diminuée, quelquefois suprimée,
la matière que le malade rend est de plus en
plus gluante et membraniforme ou papiracée,
contenant enfin des concrétions plus ou moins
considérables, enveloppées d'une matière

____

(1) Quelquefois même n'est jamais telle pendant
la maladie. On m'a assuré que des *croups* ou angines
membraneuses avoient existé sans que la voix eût été
glapissante, mais seulement très-rauque, et cela ne me
paroît pas étonnant, des concrétions membraneuses
ayant été trouvées dans des cadavres de sujets qui n'a-
voient eu qu'une voix rauque affoiblie comme dans l'a-
phonie, et nullement glapissante.

muqueuse, quelquefois rougeâtre , sangui-
nolente.

La déglutition qui n'avoit pas encore été
gênée jusqu'ici, le devient beaucoup, le malade ne pouvant plus avaler, sans éprouver
des quintes d'une toux entrecoupée, si-
bileuse, le visage, qui étoit plus ou moins
bouffi , devient pâle, quelquefois mollet,
ainsi que les mains , la respiration est interceptée et la mort survient.

2°. *Espèces de croup.*

Tels sont les symptômes caractéristiques
du croup et telles sont ses terminaisons. Mais
tous les croups ne se ressemblent pas parfaitement.

Il en est un qui est simple, en quelque
manière essentiel , comme le disent les patho-
logistes, n'étant l'effet d'aucune autre maladie, du moins reconnue ; mais quant aux
croups qui surviennent à la suite de quelques-
unes d'elles, ou pendant leur cours ou qui
les précedent, ils sont symptomatiques :
on comprend parmi ceux - là le croup
dans la coqueluche, dans la rougeole, la
petite-vérole et autres maladies éruptives,
dans le catarrhe suffocant , dans l'angine
catarrhale, inflammatoire, gangréneuse, œdé-

mateuse, celui qui survient dans la phthisie-trachéale et même pulmonaire, dans l'angine spasmodique, dans l'angine sèche d'Aretée et de Boerhave, dans celle occasionnée par des corps étrangers, dans le larynx ou la trachée-artère.

Le croup essentiel peut être sporadique, ou survenir dans les divers pays, étant disséminé avec les autres maladies. Il n'y a pas de contrées où on ne l'ait observé et où ne l'observe encore de temps en temps.

Les croups endémiques sont ceux qui règnent habituellement dans quelques pays humides et exposés aux vents du nord, comme en Ecosse, en Pologne, etc.; les épidémiques y surviennent aussi souvent.

On en a signalé de pareils dans des pays ordinairement chauds et secs, mais devenus pluvieux et froids, et tels ont été ceux qui ont régné en Sicile, à Naples, et dans d'autres pays chauds. J'ai connoissance de plusieurs croups survenus en Espagne.

Ces croups sont presque toujours réunis aux affections catarrhales dominantes.

Dans le croup essentiel la suffocation avec sensation d'un obstacle au larynx survient si promptement, que ce croup a été rarement annoncé par quelque symptôme; la fièvre n'a souvent lieu qu'après que les quintes ont été très-vives, fortes et très-rapprochées, la déglutition restant ordinairement libre, excepté souvent à la fin, quand le croup termine mal.

Mais dans les croups endémiques et épidémiques, la fièvre, l'épiphora, le corysa, l'enrouement, des nausées, des vomissemens même précédent ordinairement plus ou moins de temps la toux aiguë et la voix glapissante qui caractérisent le croup.

On ne peut confondre le croup essentiel avec les symptomatiques, quand on connoît l'histoire des diverses maladies avec lesquelles il peut être réuni ou survenir après elles.

Pour distinguer le croup qui a lieu dans ou après la coqueluche, des autres croups symptomatiques, il faut rappeler les symptômes dominans de la coqueluche, l'épiphora le corysa, une fébricule qui redouble le soir, les quintes de toux fréquentes et violentes, surtout le matin, avec expectoration et vomissement de matières muqueuses.

Le croup miliaire, morbilleux, variolique est indiqué par les symptômes de ces maladies, et surtout par la nature des éruptions.

Dans le croup réuni au *catarrhe* suffocant

le malade éprouve une peine extrême de respirer, qu'il rapporte à un resserrement, à des embarras dans la poitrine. Ses yeux sont saillans, animés, son visage est bouffi, il a les mains ordinairement très-gonflées et même les pieds ; son pouls est plein, rebondissant, excepté à la fin de la maladie, quand elle termine mal, où il devient foible, irrégulier. Les carotides ont un battement considérable, les urines, sont rouges, rares et le malade est porté à l'assoupissement profond.

Dans le croup qui survient dans l'*angine catarrhale*, la voix est plus ou moins de temps rauque, avant que les quintes de toux glapissante surviennent, il y a un gonflement des paupières, de la face, du col, des amygdales, de la luette, de la difficulté d'avaler sans aucun symptôme d'inflammation ; s'il y a de la fièvre, ce n'est d'abord que dans la soirée, et pendant la nuit ; elle précède une transpiration plus ou moins abondante, qui a lieu dans la matinée.

Le croup dans l'*angine inflammatoire* est avec fièvre aiguë, le pouls étant dur, serré, très-fréquent ; la tête est douloureuse, les yeux, le visage sont rouges. Les amygdales, la luette, le voile du palais, la langue sont aussi quelquefois rouges. Nous disons quelquefois, car d'autrefois nonobstant les symptômes réels de l'inflammation, la langue et les parties de l'arrière-bouche sont enduits d'une couche limoneuse blanchâtre. La déglutition est pénible, douloureuse ; les urines sont rouges et claires ; la peau est sèche et brûlante ; le malade tient plutôt la tête inclinée sur la poitrine, que renversée en arrière ; ordinairement il n'y a pas de vomissemens comme il y en a dans la coqueluche et comme il y en a quelquefois dans le croup essentiel.

Le croup avec *angine gangréneuse* est ordinairement réuni à la fièvre putride ou adynamique, maligne ou ataxique. C'est une annonce de la mort prochaine, comme je l'ai observé, si, lorsque le croup survient, le pouls est foible, lent, très-irrégulier, si le voile du palais, les amygdales, la luette, enfin tout le palais et l'arrière-bouche sont d'une couleur brune plus ou moins foncée, si la langue est blanche sur sa face supérieure et profondément violette sous sa pointe, si la couleur du visage est terne, et que les quintes de toux amènent des expectorations puriformes et de mauvaise odeur.

On ne peut confondre avec d'autres croups celui qui survient dans l'angine par les *oreillons;* sa cause et son caractère étant trop évidens pour être méconnus. Dans ce croup, les symptômes sont peu violens, et ordinairement sans suite fâcheuse.

Dans celui qui survient dans *l'angine œdémateuse*, le pouls est gros et foible ; il y a de la gêne dans la déglutition ; les symptômes de cette espèce de croup sont moins intenses, et ils diminuent et cessent avec la maladie dont ils dépendent, qui dure plus que les esquinancies aiguës.

L'angine *spasmodique* donne lieu à une espèce de croup dans laquelle la voix est quelquefois extrêmement aiguë , mais rarement glapissante : dans cette angine convulsive, la difficulté d'avaler a ordinairement lieu, mais sans fièvre , avec un pouls dur, serré , difficulté de respirer , sensation d'un resserrement dans le bas de la poitrine ; sans doute par la contraction du diaphragme ; enfin avec un excès général de sensibilité et d'irritabilité. Cette angine peut survenir aux personnes dont la sensibilité du système nerveux est excessivement augmentée par des blessures, des piqûres, par la rage,

6

par la morsure d'un animal enragé, ou dans la rage spontanée, comme j'en ai vu un exemple.

Les quintes de toux dans les *angines sèches d'Aretée*, de *Boerhaave*, dans les squirrheuses, pierreuses, etc., quelque violentes qu'elles soient, ne peuvent faire confondre ces angines avec le vrai croup, n'étant ni aussi aiguës, ni glapissantes.

Il seroit plus difficile de distinguer le vrai croup de celui qui seroit l'effet *d'un corps étranger*, introduit dans le larynx ou dans la trachée-artère, si on en méconnoissoit la cause, comme lorsque l'air de la respiration y auroit introduit quelque brin de plume, de laine ou autre corps étranger, sinon qu'alors il n'y auroit eu aucun symptôme précurseur et que la fièvre ne surviendroit qu'à la suite des accidens de la suffocation, dont le malade indiqueroit d'une manière plus prononcée le siége dans la region du larynx ou de la trachée-artère ; mais encore une fois les symptômes auxquels la présence d'un corps étranger introduit dans le larynx ou dans la trachée-artère donneroit lieu, auroient un extrême rapport avec ceux du vrai croup ; mais communément cette cause étant connue, on ne s'y méprend pas.

3.º *Ouvertures du corps.*

1.º Elles ont appris que les personnes mortes du croup avoient dans le larynx, dans la trachée-artère, dans les bronches, des matières gluantes, épaisses, visqueuses en une telle abondance, que leur cavité en étoit quelquefois pleine ;

2.º Que d'autres fois, indépendamment de ces matières, il y avoit des concrétions membraneuses plus ou moins étendues et épaisses, adhérentes ou non adhérentes aux voies aériennes ;

3. Que dans certains sujets on n'a trouvé qu'une couche membraneuse unie ou inégalement bosselée, recouvrant la face interne du larynx, de la trachée-artère, des bronches ;

4.º Que, dans quelques autres, ces fausses membranes n'occupent que la face interne du larynx, se prolongent peu ou point dans la trachée-artère et dans les bronches ; à la différence de ce qu'on observe dans ceux qui ont péri du catarrhe suffocant, chez lesquels les concrétions occupent principalement les bronches ;

5.º Que ces membranes, quoique denses et épaisses, sont quelquefois très-peu adhérentes à la vraie membrane muqueuse, et même en sont séparées par une humeur glutineuse ; mais que d'autres fois il y a une telle cohérence entre la fausse membrane et la vraie membrane muqueuse , qu'on ne peut les séparer sans dilacération ;

6.º Que la membrane muqueuse est elle-même presque toujours plus ou moins endurcie et épaissie , d'un rouge plus ou moins foncé, atteinte plus ou moins d'inflammation, et alors ses adhérences avec la fausse membrane, s'il y a en une, sont plus intimes ;

7.º Que la matière blanchâtre qu'on a trouvée dansles voies aériennes de quelques sujets morts du croup avec des marques d'inflammation dans la membrane muqueuse, avoit quelquefois le caractère du pus, étoit fluide et de mauvaise odeur, se dissolvant dans de l'eau tiède, et lui donnoit une couleur laiteuse.

8.º Que la substance des poumons a paru souvent saine dans quelques sujets morts du croup ; que dans d'autres, morts aussi de cette maladie, et que j'ai ouverts, elle étoit rouge , ses vaisseaux sanguins étant pleins de sang ; que les poumons étoient très-adhérens à la plèvre , et que quelquefois les bronches étoient pleines de matières muqueuses, ainsi que la trachée-artère et le larynx ; qu'après avoir ouvert longitudinalement quelques-unes des bronches, on voyoit de la mucosité s'y écouler, en comprimant les parties voisines des poumons, dont le tissu étoit plus ou moins plein ou infiltré de la même matière ;

9.º L'estomac de l'un des enfans morts du croup, que j'ai ouvert, contenoit beaucoup de matières glaireuses et il n'y avoit en lui aucune marque d'inflammation ;

10.º Les substances du cerveau, ou du cervelet, et de la moëlle allongée, ont paru en bon état ; leurs sinus et autres vaisseaux sanguins ne contenant pas plus de sang qu'à l'ordinaire ; peut-être cependant y avoit-il un peu plus de sérosité entre les membranes et dans les ventricules du cerveau, que dans l'état ordinaire ; mais c'étoit bien peu remarquable.

Tel est le résultat de nos propres autopsies, de celles de Home et de quelques autres nouveaux écrivains, qui ont voulu, comme nous, reconnoître, par l'ouverture des corps, la véritable cause du croup.

4.º *Causes du croup.*

On voit, d'après la symptomalologie de cette maladie, et d'après le résultat de l'ouverture des corps de ceux qui en sont morts.

que sa cause immédiate est une véritable
suffocation occasionnée par un embarras des
voies aériennes, non seulement du larynx,
mais encore de la trachée-artère et des bronches, quelquefois de ces trois conduits continus ensemble, plus souvent du larynx et
de la trachée-artère à-la-fois, rarement du
larynx seul.

On ne peut décider positivement, d'après
la seule ouverture des corps, quelle de ces
trois parties du conduit aérien s'engorge la
première ; il n'en est pas de même, si l'on
en juge d'après les symptômes de la maladie; tout paroît annoncer que c'est l'engorgement du larynx et de la glotte, particulièrement, qui précède celui de la trachée-artère,
et celui-ci l'engorgement des bronches,
à la différence du catarrhe suffocant, dans
lequel il paroît que ce sont les bronches qui
sont engorgées les premières, du moins plus
complètement, et quelquefois qu'elles sont
les seules engorgées. La trachée-artère ni
le larynx ne l'étant point ; ce qui est le
contraire dans le croup.

A la différence encore de la coqueluche,
ses symptômes indiquant que la trachée-artère est la principale partie affectée, du
moins primitivement et pendant plus ou

moins de temps ; mais, commé sa cause peut augmenter en intensité et son siége en étendue dans les bronches ou dans le larynx, il en résulte que la coqueluche termine, dans le premier cas, par le catarrhe suffocant, et dans le second, par le croup ; la première terminaison est cependant plus commune que l'autre : mais il n'est pas moins certain que le croup survient quelquefois dans la coqueluche, et qu'elle y peut être ainsi promptement mortelle (1).

Voilà sans doute la raison pour laquelle l'histoire de cette maladie a été, pour ainsi dire, inconnue des anciens médecins, ou du moins, voilà pourquoi ils l'ont tronquée dans leurs ouvrages, ou plutôt pourquoi ils n'en ont pas traité dans un article séparé.

On ne peut douter, d'après les symptômes du croup, et d'après le résultat de l'ouverture des corps, que, dans cette maladie, les voies aériennes ne se remplissent d'abord d'une humeur glutineuse de

____

(1) Voyez en les preuves dans les ouvrages de Baillou, dans la thèse de Basserville, soutenue aux écoles de Paris, sous la présidence de Bourdelin, *an puerorum clangosæ tussi vulgo* COQUELUCHE *emesis affirmat.* 1752.

la nature de la mucosité; que les glandes (1), les cryptes et lacunes du larynx, ainsi que d'autres glandes, cryptes et lacunes de la membrane muqueuse de la trachée - artère et des bronches, secrètent alors plus abondamment.

Les voies aériennes s'en remplissent plus ou moins vîte ; il paroît que cette humeur conserve d'abord ses qualités naturelles, mais que, plus ou moins promptement, elle prend de la consistance.

D'où résultent des concrétions membraneuses, soit que ce soit la même humeur, primitivement épanchée dans les voies aériennes, qui les forme seules, soit qu'il s'y soit réuni une matière albumineuse qui ait transsudé de la membrane muqueuse par l'effet de quelque irritation ou par des

---

(1) Les glandes de l'épiglote bien décrites par *Morgagni* (*a*), *Bordeu* (*b*), celles disséminées dans la membrane du larynx, et celles placées à la face interne des cartilages *aryténoïdes* ou les *aryténoïdienes* de *Morgagni* doivent filtrer une grande quantité de cette humeur muqueuse que *Weitbrect* a toujours nommée pituite, et qu'il a dit être la matière propre des concrétions qui se forment dans les voies laryngées (*a*) ; les glandes en sont quelquefois engorgées dans les cadavres, et on peut, en les comprimant légèrement, en opérer le dégorgement.

(*a*) Adversar. Anat. prima. 1706. in-4.º Bonon.

(*b*) Recherches anat. sur la position des glandes et sur leur nature. Paris, 1751. in-8.º

(*a*) Comment. acad. imperialis petapolitana, t. 11, p. 207.

dispositions inflammatoires , ainsi qu'on a observé que cela a lieu par cette cause dans toutes les membranes, et aussi à la peau par l'effet des vésicatoires, connu de tant de médecins (1). Or cela ne se fait-il pas dans le croup de l'une ou de l'autre manière ou des deux réunies. Ce qu'il y a de certain, c'est que , lorsqu'il y a eu des signes bien prononcés d'inflammation dans quelques parties, on les trouve souvent recouvertes d'une concrétion membraneuse, plus ou moins épaisse.

Mais bien plus, ne pourroit-il pas se faire qu'un très-léger degré d'inflammation de cette membrane, qui n'auroit pas été reconnu par le praticien, les symptômes de l'inflammation n'ayant pas été prononcés, pût cependant laisser des traces d'inflammation dans la membrane muqueuse, ou que, même sans en laisser aucune marque, cette inflammation, ou disposition inflammatoire, eût été suffisante pour déterminer une augmentation de quantité de mucosité capable d'engorger ces voies aériennes, ou d'y produire des concrétions membraneuses : cela nous paroît plus que probable.

(1) Voyez *Morgagni* , Epist. anat. art. 36, 37, 38 On y trouvera diverses remarques sur la formation des fausses membranes. V. aussi notre précédent mémoire.

D'autres fois, les effets de l'inflammation de la membrane interne des voies aériennes, comme la rougeur, l'épaississement, la densité, ont été bien reconnus dans des sujets jeunes ou vieux, quoiqu'il n'y eût aucune fausse membrane dans les voies aériennes; mais alors l'inflammation n'avoit-elle pas été trop prompte et trop forte, pour que la secrétion de l'humeur eût eu le temps de se faire, ou que la fausse membrane eût eu celui de se former.

Les sécrétions tiennent à tel ou tel degré d'irritation des organes qui les opère, qu'on ne peut déterminer. La disposition du sujet ne peut-elle pas encore concourir à l'excès de sécrétion et à l'induration de la matière secrétée; chez les enfans, le tissu des membranes étant plus mou et plus exposé aux affections catarrhales, si je puis parler ainsi, la secrétion des matières muqueuses et la formation des fausses membranes ne peut-elle pas avoir lieu plus facilement et plus copieusement que dans les sujets d'un âge plus avancé. Chez les vieillards, il est vrai, les voies aériennes se remplissent aussi d'une matière catarrhale visqueuse; mais en eux la disposition à l'inflammation n'existe pas ou du moins n'est pas si grande , d'où il résulte, que les fausses membranes ne s'y forment ni aussi complètement ni aussi vîte que dans les enfans ; et comme d'ailleurs les voies aériennes, et surtout la glotte , sont plus amples chez eux , les accidens de la suffocation sont moins intenses et plus rares, mais les vieillards peuvent plus souvent périr, et périssent aussi plus fréquemment du catarrhe suffocant que les enfans, peut-être par une exsudation de la membrane des bronches , d'une sérosité glutineuse , provenant des poumons qui en sont plus ou moins infiltrés et remplis des matières muqueuses ; exsudation du reste qu'on peut produire dans les cadavres, en comprimant assez légèrement pendant quelque temps, les poumons des personnes mortes des catarrhes. *Morgagni* a fait cette expérience dans de pareils corps, et nous l'avons réitérée (1) dans quelques cadavres.

L'irritation de la membrane muqueuse déterminant donc la secrétion de l'humeur qui engorge les voies aériennes, et qui forme ces fausses membranes, toutes les causes qui peuvent l'exciter, donnent lieu à la for-

____

(1) Voyez l'histoire de pareils catarrhes suffocans dans Morgagni, dans Lieutaud, dans notre Anatomie médicale, et plus haut, p. 84, n. 8.

mation du croup, et la plus vive, la plus propre à former les concrétions est l'inflammation de la membrane muqueuse; ce qui fait qu'on a trouvé dans plusieurs sujets morts d'esquinancie des fausses membranes dans le larynx, dans la trachée artère et dans les bronches; mais cette connoissance n'a été acquise que fort tard par l'ouverture des corps, quoiqu'on sût bien que les fausses membranes se formoient dans la bouche et l'arrière bouche par l'inflammation, ce n'est que long-temps après qu'on a reconnu par l'ouverture des corps, les fausses membranes dans les voies aériennes; c'est une observation de *Morgagni*, tant il est vrai que les connoissances les plus faciles sont quelquefois les dernières qui nous parviennent, et combien n'y en a-t-il pas de ce genre qu'on sera étonné d'avoir tant tardé a acquérir, quand on y sera parvenu!

Je pourrois citer mes observations à l'égard des concrétions membraneuses dans les voies aériennes, qui seroient assez nombreuses, et entr'autres celles que j'ai recueillies par l'ouverture du corps de la cuisinière d'un chirurgien herniaire, d'*Obremès*, qui avoit expectoré des fragmens membraneux dans une esquinancie dont elle mourut. A

l'ouverture du corps , je trouvai des concrétions membraneuses qui couvroient
les voies aériennes. J'ai rendu compte de
cette observation à l'Académie des sciences,
et elle est consignée dans le volume de 1778.

Dans des sujets morts de pneumonies inflammatoires, on trouve souvent de pareilles
membranes, dans les voies aériennes, comme
on en trouve sur la membrane externe du
poumon, ainsi que dans la face interne de la
plèvre ; membranes qui réunissent quelquefois ensemble les deux membranes costale
et pulmonaire, ou en sont séparées , la fausse
étant placée entr'elles sans adhérence. On
trouve ces mêmes fausses membranes dans
ceux qui sont morts du vice scrofuleux , vénérien, arthritique, de la phthisie pulmonaire ; nous en avons rapporté des exemples parmi nos observations sur cette maladie, publiées en 1793. Dans toute ces circonstances,
l'irritation a augmenté la sécrétion de l'humeur laryngée, trachéale, bronchique, et
par suite, il s'y est formé des concrétions ou
de fausses membranes.

Elles ont été également produites par des
exhalaisons irritantes, portées dans les poumons par l'air de la respiration , par celles
des acides minéraux , des alkalis volatils,

par la poussière des chemins, de la chaux, du plâtre, que certains ouvriers avoient respirée. On a cité à ce sujet, en dernier lieu, l'histoire d'un étudiant en médecine des écoles de Paris, qui avoit respiré la vapeur de l'acide muriatique d'un flacon qu'on venoit de casser; il lui survint d'abord une suffocation qui fut suivie de quintes de toux très-fortes, accidens qui ne furent calmés que lorsqu'une concrétion semblable à celles qu'on remarque dans le croup, fut rejetée par l'expectoration. On a vu le croup produit par la vapeur des couleurs délayées avec l'huile essentielle de thérébentine.

Bien plus, on peut donner lieu à la formation des fausses membranes dans les animaux vivans, comme les expériences l'ont appris, en injectant dans la trachée-artère, après y avoir pratiqué une petit ouverture, des liqueurs stimulantes, ou en y introduisant seulement la barbe d'une plume. L'irritation qui survient donne lieu à une toux convulsive et à tous les symptômes du croup, qui ne se calment que par l'excrétion des corps muqueux et membraneux, par l'ouverture partiquée et par la bouche et les narines de l'animal; sinon il meurt ayant les voies aériennes pleines de matières albumineuses concrétées. Ainsi on peut former des croups artificiels dans les animaux vivans. Or, si toutes les causes dont on vient de parler, peuvent donner lieu aux engorgemens glaireux et membraneux des voies de la respiration, l'air brumeux, pluvieux, plus ou moins froid, altéré diversement, ne peut-il pas également exciter la membrane muqueuse des voies aériennes, et y déterminer une irritation qui sera suivie d'une augmentation de sécrétion de l'humeur muqueuse.

L'irritation que l'air peut produire sur la membrane des voies aériennes est bien démontrée par celle qu'elle excite sur la conjonctive, et qui détermine les ophtalmies, qui sont même épidémiques. N'est-ce pas encore aux vices de l'air qu'il faut attribuer ces érysipèles qui sont si communs quand les temps humides et froids succèdent promptement à des temps chauds et secs, surtout lorsque les corps sont plus ou moins disposés à l'inflammation. Les éruptions diverses à la peau, enfin, ne reconnoissent-elles pas les mêmes causes, et si les coqueluches, les asthmes suffoquans en proviennent également, pourquoi les croups n'en seroient-ils pas une suite fréquente? Il est certain que le croup et autres maladies catarrhales des voies aériennes ont lieu plus souvent dans les lieux humides dont l'air n'est pas renouvelé, que dans ceux où l'athmosphère l'est continuellement par son heureuse exposition. Cela est prouvé par les épidémies de cette maladie, qui ont souvent lieu en Ecosse, en quelques provinces d'Allemagne, en Hollande, quelquefois en France, en Italie, en Espagne et ailleurs; mais même sans qu'il y ait épidémie, n'arrive-t-il pas, comme on l'a dejà dit, que presque tous les hivers humides, il périt des enfans du croup à Paris. Si l'on n'en a pas souvent parlé, c'est qu'on a cru qu'ils étoient morts de la coqueluche, aux quintes de laquelle celles du croup ressemblent si fort, que le commun des médecins et le peuple, surtout, a bien pu s'y tromper.

Des médecins anglois et anglo-américains ont considéré le croup comme une espèce de dépôt provenant de quelque fièvre, *febris introversa*, lequel dépôt se faisoit dans le larynx et dans la trachée-artère, et quelquefois aussi dans les bronches; ainsi qu'il s'en forme dans la membrane muqueuse des intestins chez les personnes atteintes de la dyssenterie des camps, des hôpitaux, des prisons ; ainsi qu'il s'en forme encore dans la membrane muqueuse de la peau dans la petite vérole, la rougeole, la fièvre miliaire, etc. La fièvre, disent-ils, est alors l'instrument qui détermine ces divers dépôts, et il a lieu dans telle ou telle partie de la membrane muqueuse, par des causes particulières, souvent locales. Pourquoi la fièvre qui précède certains croups ne détermineroit-elle pas leur dépôt dans la portion de la membrane muqueuse qui revêt l'intérieur du larynx et le reste du canal aérien. Ces remarques pourroient mériter quelque considération relativement aux croups symptomatiques qui sont précédés de la fièvre : mais quant au croup accidentel ou essentiel, qui est principalement produit par une fâcheuse impression de l'air sur la membrane muqueuse des voies aériennes et sur les matières qu'elle secrète, on ne peut également l'admettre, surtout si l'on considère que la fièvre ne survient que lorsque le croup est bien formé, et qu'elle en est plutôt l'effet que la cause. Sans cependant nier que lorsque le croup est déterminé par l'influence de l'air, il n'y ait déjà une disposition précédente dans l'individu, inflammatoire ou autre ; sans cela, on ne pourroit expliquer pourquoi tous ceux qui respireroient le même air ne seroient pas atteints du croup.

Il paroît donc, quant à la formation du croup, qu'indépendamment des causes générales, communes à celles des fièvres catarrhales particulièrement, il y a de plus à considérer les effets du contact immédiat qu'un air subitement froid et humide, ou même trop chaud, relativement à l'état précédent de l'athmosphère, peut produire sur les voies aériennes, sur les glandes laryngées principalement, et arrêter ainsi leur excrétion, donner lieu à leur engorgement, enfin à une telle irritation ou espèce de fluxion, qu'elles secrètent une trop grande quantité de mucosité dans le canal aérien, d'autant plus grande que la transpiration est ordinairement diminuée par le même contact de l'air sur l'habitude externe du corps, ou sur la peau. Or, une fois que les voies aériennes sont ainsi remplies de mucosités, il n'est pas étonnant que la toux, qui est une suite de l'irritation de la membrane des voies aériennes, survienne, et que la nature s'en serve pour expulser ces mucosités qui lui nuisent, en interceptant surtout le passage de l'air de la respiration. Il n'est pas étonnant, ou plutôt, il est impossible, que la toux ne soit aiguë quand les muscles de son organe sont dans une contraction convulsive, que les cordes vocales sont fortement tendues ; et qu'elle soit grave , rauque , lorsque les cordes sont relachées, la contraction des muscles ayant cessé ou trop diminuée ; enfin si la glotte est bouchée par les concrétions ou fausses membranes, la suffocation ne doit-elle pas survenir , et d'autant plus vîte que la vraie membrane muqueuse est elle - même plus ou moins gonflée.

Nous finirons cet article en faisant observer que , presque toujours, en même-temps que le croup est répandu , règnent aussi les coqueluches , les maladies miliaires , les rougeoles , les petites véroles , etc. ; qu'enfin ces maladies, communes aux enfans , marchent souvent ensemble avec le croup. En même-temps que les adultes ont des angines, des pneumonies , des douleurs arthritiques, rhumatismales, et que les vieillards, qui n'en sont pas exempts, sont encore tourmentés par des catarrhes. Ainsi les maladies qui ont leur siége dans les membranes muqueuses existent souvent dans le même-temps, dans divers temps et en divers lieux de cette membrane ; et c'est sans doute par des causes particulières relatives aux individus, que tel est affecté de telle maladie, et tel de telle autre ; que les jeunes enfans sont le plus sujets au croup (1).

5.º *Pronostic du croup.*

Le croup est l'une des maladies des plus dangereuses qu'on connoisse, non-seulement parce qu'il peut-être promptement mortel, mais encore parce qu'il peut l'être sans avoir été annoncé par des symptômes assez positifs pour le faire reconnoître ; ce qui fait que souvent on n'est convaincu de son existence, que lorsqu'il est trop tard pour le traiter avec succès.

Si comme d'autres angines laryngées et trachéales, le croup essentiel étoit précédé d'un gonflement ou de l'inflammation de la bouche et de l'arrière-bouche, de la difficulté plus ou moins intense d'avaler, de respirer ; on pourroit, quand ces symptômes existeroient, prévenir le croup en empêchant par un bon traitement l'augmentation, la propagation, ou l'extension du mal, et mê-

____

(1) Suivant Baillou, ou plutôt suivant Hippocrate, dont il parle toujours le langage, ce n'est pas seulement aux altérations de l'air qu'il faut attribuer les maladies pestilentielles, mais encore à la disposition des sujets. Epidem. et ephem. Lib. II, p. 89.

me détruire celui qui existeroit. Mais, dans
le croup essentiel, cette affection du larynx
et de la trachée-artère est primitive aux
autres, ce qui fait qu'il est difficile de la
prévenir par des remèdes, et que le croup
ne peut être guéri par aucun traitement,
lorsqu'il est bien formé ; alors il peut être
mortel en peu de jours, en peu d'heures,
ou même en quelques instans.

En général, le croup est d'autant plus
dangereux dans les enfans, qu'ils sont jeunes,
pléthoriques et forts avec une tête grosse ;
qu'ils ont des éruptions à la peau, des écou-
lemens des oreilles ; et encore plus, s'ils ont
été supprimés ; que leur visage est bouffi ;
qu'ils éprouvent plus de gêne dans la respiration ; qu'ils ont, ou qu'ils ont eu de mauvaises nourrices, ou qu'ils ont pris des nourritures malsaines. Il est rare que de tels
enfans n'aient alors en eux quelque vice
scrofuleux , et l'on a remarqué que le
croup avoit été plus funeste aux enfans qui
en étoient affectés.

Mais si le croup essentiel est si dangereux en général, il doit l'être encore davantage lorsqu'il est symptomatique ou réuni
à des maladies graves de leur nature. Il y
a alors une complication de maux, dont le

traitement ne peut souvent se concilier.

Le croup inflammatoire doit être d'autant plus dangereux, que la gangrène peut survenir avant ou concurremment à la suffocation, que ce croup seul pourroit occasionner en déterminant l'engorgement des voies aériennes.

Par quels remèdes pourroit-on guérir les sujets qui ont ces voies tellement remplies qu'il y a quelquefois en eux une concrétion en forme d'arbre prolongé du larynx jusqu'aux bronches inclusivement (1)?

Tant que le pouls se relève et reprend une partie de sa régularité dans les intervalles des quintes de toux, quoique très-violentes, et que la respiration reste libre et facile, qu'il n'y a pas de syncopes, on peut conserver quelques foibles espérances pour le malade, autrement sa mort approche.

Mais si les quintes s'éloignent, si elles sont moins intenses, c'est d'un bon augure; le contraire est funeste.

L'expectoration de matières glaireuses, amenées par des quintes, peut être utile; mais si les quintes sont violentes et fré-

-----

(1) Voyez l'article troisième : Ouvertures des corps.

quentes, sans aucune excrétion, c'est extrêmement fâcheux.

La mort s'annonce par l'intermittence,
la fréquence, la mollesse et l'inégalité du
pouls ; par des syncopes fréquentes ; par
la gêne et le trouble de la respiration, qui
est plus courte, précipitée, telle que le malade meurt d'une espèce de suffocation plus
ou moins retardée.

6.° *Le croup est sporadique, épidémique,
endémique, mais non contagieux.*

Il est *sporadique* puisqu'il n'y a pas de pays
où on ne l'ait observé, si l'on en juge par les
écrits des médecins, et dans toutes les saisons,
lorsque d'autres maladies régnoient, mais
plus souvent les catarrhales.

Il est *épidémique*, et il paroît que ces épidémies ont été depuis long-temps observées,
dans la plupart des contrées de l'Europe,
comme on les observe encore, surtout dans les
temps humides et froids. On trouveroit des
preuves, des épidémies du croup à Paris
dans les ouvrages de *Baillou.* Ce savant
médecin en rendant compte d'une épidémie
de cette espèce qui régna en 1578, dit que
quatre enfans sont morts après des quintes
de toux affreuses avec *la voix glapissante,*

et des vomissemens de matières glaireuses,
et dans la trachée-artère desquels on a trouvé
des matières pituiteuses concrétées, en forme
de membrane (1).

Marc-Aurelle Sévérin, qui professoit la médecine à Naples, environ cinquante ans après
que Baillou la pratiquoit, a aussi parlé d'une
angine qui fit périr en 1642 plusieurs milliers
d'enfans, *tot millia puerorum* (2), dans le larynx desquels on trouva une concrétion membraneuse, *citrà ulceris speciem* (3), comme
Morgagni, l'a très-bien remarqué; ce savant
médecin dit qu'en même temps, que *Sévérin*
avoit observé, à Naples, l'angine qui avoit
fait périr tant d'enfans, *Cortesius* en avoit
également vu une pareille en Sicile.

Semblables épidémies du croup ont eu
lieu assez fréquemment et surviennent encore en Ecosse, au rapport de Home
et de plusieurs autres médecins ; en
Hollande, en Allemagne, en Suède, en

---

(1) *Inventa est pituita lenta contumax, quæ, instar
membranæ, asperæ arteriæ erat obtenta, ut non esset
liber exitus et introitus spiritui externo* ; *hinc suffocatio repentina.* M. Lieutaud a rapporté cette observation dans l'*Historia anatomico-medica*, article *Tra-
chea pituitâ infarcta.* Lib. 4, obs. 69.

(2) *De medic. effic.* p. 11.

(3) *Epist.* 63, *de addendis art.* 16.

Danemarck, en France (1), et de notre temps même. Bien plus, le croup est *endémique* dans quelques provinces d'Ecosse, des pays unis de l'Amérique septentrionale, d'Allemagne et autres pays qui sont marécageux, dans les lieux riverains, maritimes, dans lesquels l'air n'a pas une libre circulation et tend au méphitisme.

Il y a peu d'automnes, d'hivers, de printemps pluvieux, où le croup n'enlève à Paris quelques enfans. Pour s'en convain-

____

(1) Celle dont Mezerai parle, qui régna en 1414. Celle dont François Valeriola, médecin d'Avignon, a donné l'histoire, en 1510, enlevèrent un nombre prodigieux d'enfans ; celle que Baillou a vue en 1575 ; celle dont Frédéric Hoffmann a donné la description, et qui fit tant de ravages en Allemagne, avoient, selon ce savant médecin, le plus grand rapport à celle observée à Paris en 1578. On pourroit dire que ces maladies sont à peu de choses près les mêmes et des espèces de croups. Le nombre des épidémies de ce genre, qui ont été observées par les auteurs, est considérable, et nous-même n'en avons-nous pas vu à Paris trois ou quatre qu'on *a dit* être *des coqueluches*, dans lesquelles les enfans avoient tous les accidens du croup, et après la mort desquels on a trouvé le larynx, la trachée-artère et les bronches, pleins de matières glutineuses, muqueuses ou de concrétions membraneuses. Ainsi, n'étoit-ce pas par des vrais croups que ces enfans étoient morts.

cre, il n'y a qu'à consulter les médecins praticiens de cette ville les plus considérés, qui assurent en avoir vu et même en avoir guéri plusieurs ; ce que nous croyons d'autant plus que notre pratique nous a fourni de pareilles observations.

Mais le croup n'est point *contagieux*, comme plusieurs faits l'ont bien démontré ; des enfans en sont morts sans que leurs frères ni sœurs le contractassent ; sans qu'il se transmît, dans les pensions, de quelques enfans à d'autres. Un enfant de madame du Chillau étant mort promptement du vrai croup en 1783, dans la chambre duquel étoit une de ses sœurs, on craignit beaucoup pour elle ; mais sans raison, car elle n'en fut point atteinte. La même année, un terrassier de la rue Dauphine, qui avoit quatre à cinq enfans couchés dans la même chambre, en perdit un du croup très-promptement ; mais ses frères ni sœurs ne le contractèrent pas. Et combien d'autres faits de ce genre ne pourrions-nous pas citer, d'après notre pratique et les auteurs, qui prouveroient évidemment que le croup n'est pas contagieux ?

Le croup étant une affection morbifique de la membrane muqueuse, règne presque toujours en même temps que les autres maladies qui ont leur siége dans cette membrane; ainsi le croup est si souvent uni avec la coqueluche, que plusieurs auteurs, comme nous l'avons déjà fait remarquer, n'en ont parlé qu'en traitant de cette maladie, et comme un de ses accidens, sans lui donner de nom particulier. On en trouveroit aussi la description dans l'histoire de quelques catarrhes suffocans, maladie à laquelle se réunissent quelquefois les vrais symptômes du croup, et dans lequel on reconnoît, après la mort, les mêmes altérations dans le larynx, les mucosités et les fausses membranes.

S'il est vrai que le croup existe quelquefois seul, il est aussi certain qu'il est souvent réuni à ces deux maladies, la coqueluche et le catarrhe suffocant, tantôt au début, tantôt pendant leur cours, et quelquefois simplement lorsque les maladies ont une terminaison funeste; raison, sans doute, qui a fait que divers auteurs n'ont point distingué, dans leurs ouvrages, le croup de ces mêmes maladies. Baillou, notamment, et ensuite plus tard Basseville, dans sa thèse soutenue aux écoles de médecine sous la présidence de

Bourdelin, déjà citée, etc., ect. Cette réunion de maladies dans le même sujet est d'autant moins étonnante, que le larynx, la trachée-artère, sont continus et forment le même canal aérien; que si l'une de ces parties est viciée, obstruée, les autres le sont bientôt primitivement ou consécutivement. Mais non-seulement ces trois maladies de la membrane muqueuse du larynx, de la trachée-artère et des bronches règnent à-la-fois (et ne seroit-il pas étonnant que cela ne fût pas ainsi?) mais encore en même-temps règnent les autres affections catarrhales, les ophtalmies, les pneumonies, les diarrhées, les dyssenteries, les rhumatismes, etc., et sans doute, selon la disposition des sujets qui sont affectés de l'une de ces maladies seulement, ou de plusieurs à-la-fois ou consécutivement, comme l'observation journalière le confirme. Il n'est donc pas étonnant qu'alors, par les raisons qu'on a données, les enfans soient le plus sujets au croup.

7.º *Traitement du croup.*

Ce traitement consiste en des vomitifs, des saignées, des vésicatoires, divers re-

mèdes humectans, altérans, calmans, purgatifs, quelquefois la bronchotomie.

Tel est l'énoncé général des remèdes
du croup, mais la grande difficulté ; c'est de
savoir les administrer convenablement, relativement aux circonstances ; de savoir les suspendre et les reprendre ; les prescrire seuls
ou réunis diversement ; il en est enfin du
traitement de cette maladie, comme de toutes les autres ; il ne suffit pas d'en connoître
les remèdes, c'est de savoir les administrer, et
malheureusement, cette partie de l'art de
guérir ne s'apprend que par l'expérience.
Quant au croup, il faut, pour ainsi dire,
le prévenir plutôt que de l'attendre, et
j'ose dire que je crois l'avoir fait plusieurs
fois, et d'après cela je pense que j'eusse
vu plus de croups que je ne l'ai fait, si, par
un bon traitement je ne les avois empêché de
se former complètement. Sans doute que
les médecins praticiens ont été dans cette
heureuse circonstance à l'égard de plusieurs
maladies graves, et particulièrement à l'égard
du croup qui survient seul, ou dans la
coqueluche et autres maladies. Une saignée
faite à propos, lorsque les esquinancies ten-
dent à la formation du croup par une dis-

position inflammatoire, peut le prévenir.
Souvent dans d'autres esquinancies ou autres
maux de gorge, dans lesquels il surviendroit par accumulation de matières glaireuses
et dans les voies aériennes, et dans les voies
alimentaires; un ou deux vomitifs, suffisent
pour le détourner, et sans saignée s'il n'y a
ni pléthore, ni disposition à l'inflammation;
ainsi les malades se trouvent considérablement soulagés, et le croup est pour
ainsi dire avorté, ou si l'on veut, le croup
ne peut survenir, la cause qui l'eût produit ayant été détruite; un rubéfiant avec
l'huile et l'alcali volatil, de sel ammoniac,
ou mieux un vésicatoire sur le col, apposé
promptement, peut concourir à préserver
du croup qu'une métastase ou rétropul-
sion dans le larynx eût pu produire.

Mais, lorsque le croup est confirmé, que
les quintes de toux sont vives, sibilantes et
que la voix est glapissante, alors il faut bien
considérer si cet état réuni à la dureté, la
fréquence, la plénitude du pouls, n'est pas
un obstacle au vomitif, et s'il ne faut pas
auparavant recourir à la saignée, pour désemplir les vaisseaux; car on ne peut ignorer que les efforts du vomissement portent

le sang vers la partie supérieure, à la gorge, à la face, au cerveau, et que de faire vomir le malade qui, vomit déjà quelquefois avec trop de violence, ou même qui ne vomit pas quelquefois, parce que les efforts qu'il fait pour y parvenir sont trop grands, c'est l'exposer à de plus grands engorgemens de sang, à l'inflammation du larynx, et même aux affections convulsives; mais les saignées seroient bien encore plus nécessaires, s'il y avoit des signes prononcés d'inflammation.

Dans le premier cas, des saignées locales par les sangsues, quatre ou cinq de chaque côté de la trachée-artère eussent pu suffire, mais lorsque l'inflammation existe, il faut saigner le malade, soit du pied, soit du col même, sinon, après la saignée du pied, on a recours aux sangsues pour désemplir les veines extérieures du cou, et successivement celles du larynx, de la trachée-artère et des parties voisines. Combien d'avantages n'ont pas retiré de ces saignées, ceux qui ont su y recourir à propos, non-seulement pour diminuer l'intensité de l'orthopnée, mais aussi pour remettre le malade dans l'heureuse

disposition de retirer de l'avantage des autres remèdes, surtout des vomitifs.

Les médecins anciens ont recommandé la
saignée dans l'angine, et Césalpin, étoit si
persuadé de son efficacité, qu'il disoit : *In
angina magis fieri oppletis venis jugulari-
bus suffocationem, quam clauso laryngis os-
culo* (1). Cela est sans doute exagéré et
n'est pas également applicable à toutes les
angines, mais Marc - Aurelle Sévérin,
qui cite ce passage, se récrie beaucoup
sur ce que la saignée a été négligée
dans le traitement d'une esquinancie qui
avoit enlevé beaucoup d'enfans à Naples.
*Quam utique evacuationem si usitassent in
pestilenti angina, nostri medentes, non tot
millia puerorum fortasse misissent ad or-
cum* (1). Marc - Aurelle Sévérin savoit que
cette angine épidémique étoit l'effet des
mucosités et d'une couche membraneuse
dans le larynx (3); aussi son opinion, en
faveur de la saignée, mérite bien d'être citée

______

(1.) Questions medic. Lib. 11, 12.
(2) De med. effic. lib. 11, cap. 16.
(3) Morgagni, lib. 5, de addend. Epist. 62, lib. 12,
art. 17.

Appuyons-nous autant que nous le pourrons du témoignage des vrais praticiens.

Mais toutes ces autorités, quelque respectables qu'elles nous paroissent, sont moins concluantes pour nous que notre propre pratique, ayant fait saigner très-utilement quelques enfans avec des quintes de toux glapissante, dont le pouls étoit plein, et la face devenoit violette dans ces quintes. Quoique ces saignées soient principalement efficaces au commencement du croup, et que souvent elles suffisent, il nous est cependant arrivé d'être obligé d'y recourir, même après des vomitifs administrés, et nous n'avons jamais eu à nous plaindre de cette sorte de saignée dans le vrai croup, ne l'ayant conseillée que lorsque l'état du pouls le permettoit ; sans doute que si on confondoit cette angine avec la putride, l'ataxique, qui tend plus ou moins vîte à la gangrène, alors, au lieu d'être utiles, les saignées conduiroient plus promptement les malades à la mort. Ce fait de pratique est généralement connu ; mais ce qui ne l'est pas également, c'est de savoir bien distinguer ces sortes de cas d'après les symptômes précurseurs, surtout pour pouvoir empêcher les progrès de la maladie, souvent la formation et l'induration de la concrétion membraneuse, qu'aucun traitement ne peut quelquefois ni détacher ni faire expectorer.

Quant aux vomitifs on y recourra le plutôt possible, si la contre-indication de la pléthore, et encore plus de l'inflammation, n'a pas lieu, ainsi qu'on vient de le dire; autrement ils ne peuvent être que très-funestes. Je ne crois pas non plus que lorsque le croup est bien formé, que les voies aériennes sont pleines de mucosités et de concrétions membraneuses adhérentes à la cavité du larynx, de la trachée-artère, des bronches, ces vomitifs puissent être de quelque efficacité, si, bien plus, ils ne sont nuisibles. Ce n'est guère que lorsque le croup commence qu'ils peuvent être utiles, surtout si les voies gastriques sont alors plus ou moins pleines de matières catarrhales.

Je prescris ordinairement aux enfans quelques grains d'ipécacuanha bien pulvérisé, de quatre jusqu'à douze, selon leur âge, dans un peu d'eau sucrée, auquel on ajoute quelquefois un demi-grain de tartre stibié.

J'ai quelquefois donné cet ipécacuanha à la dose de douze, quinze grains avec un

tiers de grain ou demi-grain de ce même
tartre stibié dans un petit verre d'eau aux
malades qui vouloient bien l'avaler. D'autres
fois, j'ai prescrit demi-once d'oxymel scillitique avec six ou huit grains d'ipécacuanha
en poudre, et ce remède a non-seulement
produit des vomissemens, mais aussi quelques selles et une augmentation de flux d'u-
rine; ce qui n'est pas indifférent au commencement du croup, les urines étant un peu
ralenties et épaisses.

Ces vomitifs, qui peuvent être très-variés
puisqu'on en a donné diverses recettes, dont
on a quelquefois fait un secret, doivent être
réitérés, et à des doses relatives à l'âge et à
la force des malades dans les intervalles des
quintes, on ne peut précisément déterminer
le nombre de ces vomissemens; ce qu'il y a
de certain, c'est qu'il est souvent utile de les
réitérer, et que les enfans le supportent très-
facilement.

En général on peut établir que dans les
maladies catarrhales, lorsque les membranes
muqueuses sont engorgées, et recouvertes
de l'humeur qu'elles ont sécerné, plus ou
moins concrétée, les vomitifs sont utiles en
quelque manière mécaniquement en exci-

tant des secousses dans les membranes muqueuses qui favorisent leur dégorgement.

Les vomitifs facilitent aussi en général,
toutes les évacuations et celles par les selles,
qui quoique secondaires sont très-utiles.

Dans l'intervalle de ces vomitifs on prescrit les remèdes altérans, tels qu'un, deux, ou
quatre grains de calomelas, deux ou trois
fois par jour, ou le kermès minéral à la
dose d'un demi-grain, d'un grain toutes les
trois ou quatre heures, ou deux grains
d'ipécacuanha en poudre également à quelques distances, en pillules, si les malades
peuvent les prendre dans de la gomme ammoniaque ou de l'assa fœtida, ou dans quelque
syrop, d'érysinum, de gomme arabique, des
cinq racines apéritives, etc.

On a conseillé aussi avec le plus grand
succès, et j'en ai moi-même fait un fréquent et
heureux usage, malgré qu'on en ait dit, chez
des enfans atteints du croup, et encore plus
fréquemment de la coqueluche, du syrop
scillitique acéteux, préparé selon la phar-
macopée d'Edimbourg (1) : j'ai vu prescrire

____

(1) On met une once de racines de scille coupée en
très-petits morceaux dans quatre onces de bon vinaigre :

ce syrop avec succès par petites cuillerées à caffé ou seul, ou mêlé avec autant de syrop d'érysimum ou autre, selon le degré d'irritation.

Les infusions de plantes adoucissantes, de capillaire, de fleurs de mauve, de tussilage, celles des plantes légèrement incisives, d'hyssope, de bourrache, de buglosse ; celles qui sont légèrement anodines, de coquelicot, de tilleul des fleurs de gallium luteum, peuvent être utilement conseillées, mais leurs effets ne sont jamais que très-secondaires, et lors même que les symptômes du croup ne sont pas intenses, car alors ce seroit perdre un temps précieux, si l'on se bornoit à leur usage, sans recourir à des remèdes plus actifs, et dont l'efficacité est éprouvée, les saignées, les vomitifs, les vésicatoires sur le col même, et bien plus si la suffocation étoit imminente, il faudroit recourir à l'opération de la bronchotomie ou plutôt de la trachéotomie, surtout si l'on jugeoit que

---

on laisse macérer pendant un certain temps, et on ajoute ensuite demi-once d'esprit-de-vin. On laisse reposer : on verse la partie claire dans un autre vase, et on la dulcifie avec six fois autant de sucre.

l'obstacle, qui empêche l'air de parvenir dans le poumon, réside dans le larynx, car alors cette opération peut être souverainement efficace pour prolonger les jours du malade, et par conséquent pour donner le temps à la nature, et au médecin de travailler à la guérison de la maladie, on pourroit après l'opération de la trachéotomie, prescrire quelque doux vomitif, pour faciliter le dégorgement des voies bronchiques, l'ouverture de la trachée-artère en faciliteroit l'évacuation (1).

On pourroit citer des faits remarquables, en faveur de cette opération dans le cas d'angine suffocante; qu'on lise pour s'en convaincre l'ouvrage de *Marc-Aurèle Sévérin*, sur la médecine efficace (2), et surtout les deux savans mémoires de M. Louis, insérés dans les volumes de l'académie de chirurgie, établissement qui a été si utile aux progrès de l'art de guérir (3).

---

(1) Cette ouverture pourroit être longue d'un pouce et même de deux, sans plus d'inconvénient que si elle étoit plus petite, ainsi que l'histoire des plaies de cette partie l'a bien prouvé.

(2) *Pars secunda enarratoria de sectionibus*, p. 102.

(3) On pourra encore lire avec intérêt les observations

La trachéotomie dans le croup seroit utile lors même que la cause qui s'oppose à l'entrée de l'air réside dans le larynx. Alors l'ouverture dans la trachée artère, étant faite au-dessous de l'obstacle, l'air pourroit parvenir dans le poumon, et entretenir la respiration, et quand bien même il y auroit quelques congestions glaireuses, et même membraneuses, dans la trachée - artère, et dans les bronches, cette ouverture ne pourroit qu'être favorable à leur issue. Des corps étrangers ne sont-ils pas sortis par cette nouvelle route, pratiquée par d'habiles chirurgiens (1), et ces succès ne sont-ils pas une induction favorable à croire que cette opération en auroit d'utiles dans le croup, d'ailleurs elle peut être pratiquée sans aucune espèce de danger, comme tant de

---

utiles que M. *Caron*, ancien chirurgien de Paris, a publiées en faveur de la trachéotomie contre le croup dans son Traité sur le croup aigu. Paris, in-12, 1808.

Ce qu'il dit au sujet de la laryngotomie, qu'un jeune médecin moderne avoit voulu substituer à la trachéotomie, nous a paru fondé en raison.

(1) Voyez en la preuve dans divers ouvrages modernes, dans les Mémoires de l'Académie de chirurgie, surtout de Louis.

faits de pratique l'ont bien prouvé, et à ce sujet qu'on lise les ouvrages de nos grands maîtres, et surtout celui de M. *Sabatier*, sur la médecine opératoire, et les observations intéressantes que M. *Pelletan* a communiquées à l'institut (1).

Mais combien les vérités, les plus utiles, ne trouvent-elle pas d'obstacles pour être adoptées. Les anciens avoient rejeté cette opération, après Hippocrate, parcequ'ils croyoient que la cicatrice des cartilages ne se faisoit jamais, et c'est pour cela sans doute que Paul d'Egine (2), après *Antillus*, a conseillé de la faire, moyennant une incision qu'on pratiqueroit entre le cartilage cricoïde, et le premier cartilage de la trachée artère. Cependant l'heureuse guérison des plaies de la trachée artère, apprit à

---

(1) On peut lire dans le Précis de notre Cours de physiologie expérimentale au Collége de France, en 1771, qu'ayant fait une longue incision à la trachée-artère de plusieurs chiens vivans, la cicatrice de la plaie s'en étoit faite en peu de jours : et combien d'exemples n'a t-on pas de guérison de plaies à la trachée-artère rapportés par les chirurgiens français et autres.

(2) De remed., lib. 6 et 7.

Ambroise Paré, et à d'autres habiles chirurgiens qu'on pourroit citer, qu'on peut inciser les cartilages de la trachée-artère et même du larynx sans danger.

Le célèbre Baillou a conseillé l'opération de la bronchotomie, ou trachéotomie, dans le cas d'angine. *In angina*, dit-il, *conclamatis omnibus, in gutture foris sectio fieri possit?... modo id fiat a perito artifice ... id periculo vacat : certam salutem pollicetur* (1).

Mais aucun des anciens, n'a été plus décidé pour cette opération, dans le cas d'angine, que Marc-Aurèle Sévérin; qu'on lise pour s'en convaincre une observation qu'il a rapportée dans son grand ouvrage, *de recondita abscessuum natura* (2), un paysan adulte, dit-il, après avoir été frappé par un air froid, éprouva une difficulté de respirer, par rapport à une congestion dure, qui s'étoit formée à l'ouverture du larynx et empêchoit, la respiration et même la déglutition. Sévérin conseilla de recourir promptement à l'opération de la bronchotomie, *qua sola velut sacra anchora, tam miserandæ sortis*

----

(1) Epid. lib. 11, t. 1, p. 182.
(2) De novis. abscess., p. 48.

excitio, possit occurri (1). Pour donner plus de poids à son avis, il en appela, dit-il, au témoignage de plus de quarante auteurs, qui avoient conseillé de recourir à la bronchotomie en des cas, à-peu-près semblables ; mais quelle impression dit Severinus, et mes raisons et de pareilles autorités, pouvoient-elles faire sur des hommes, *qui neque experiendi cupidine, neque rerum viriliter gerendarum gloria moverentur, ac ne tanguntur quidem.* L'opération proposée ne fut pas faite, et le malade périt suffoqué. Severinus crut devoir faire l'opération après sa mort, pour se convaincre de l'efficacité, dont son avis eût été, s'il avoit été suivi ; ce grand maître ayant incisé la trachée-artère très-près de bronches, il en sortit tout de suite une humeur écumeuse avec bruit, *cum strepitu.* Les assistans en furent si frappés qu'ils jugèrent tous qu'une pareille opération eût pu guérir le malade, ou du moins prolonger sa vie ; Severinus en conclut qu'on pourroit souvent en recourant à la bronchotomie, sauver des personnes qui meurent de l'angine, et l'exemple qu'il a rapporté n'est-il pas applicable au croup.

---

(1) De novis observat. ab abscess. 118.

Comment peut-on prévenir le retour du croup.

Un autre objet à remplir, lorsque la respiration a commencé à être plus facile, c'est de la rendre libre de plus en plus, et de prévenir le retour du croup.

Il faut pour cela prescrire les divers expectorans, les mieux éprouvés, mais le choix n'en est pas aisé, car si l'expectoration est quelquefois facilitée par les toniques et les exitans, elle ne l'est d'autres fois que par les doux relâchans eccoprotiques, ou par diaphorétiques, les anodins, et n'est-ce pas à ces remèdes seuls auxquels il faut recourir lorsqu'il y a un excès de tension, d'irritation de sensibilité; état dans lequel se trouvent ordinairement les malades atteints du croup; ce n'est pas alors faute d'action que l'expectoration n'a pas lieu, mais parce qu'il y en a trop, aussi les infusions d'hyssope, de sureau, de bourrache, de buglosse, de capillaire, de coquelicot, avec le rob de sureau, ou avec quelques gouttes de teinture d'assa-fœtida, de gomme ammoniaque, sont-elles suffisantes pour la favoriser. Quelquefois, si l'agitation est extrême, les doux narcotiques sont efficaces; car le sommeil produit une détente générale. La transpiration, la sueur même qui survient, ainsi que les urines qui se rétablissoient, déchargent les voies aériennes d'une humidité surabondante; le spasme des muscles, du larynx, ayant cessé, les mucosités, et les restes des fragmens membraneux, peuvent-être plus facilement expulsés.

En même temps, on facilite les évacuations alvines, par quelque cuillerée d'une potion huileuse, avec quelques grains de kermès minéral.

Les bains de jambes, et même de grands bains d'eau tiède, peuvent trouver une heureuse application, lorsque l'affection spasmodique est dominante.

Enfin, il faut bien se convaincre, que rien ne concourt davantage à diminuer l'excrétion muqueuse, laryngée, trachéale, que la diminution de l'irritation de la membrane muqueuse qui la fournit.

Qu'on ne recoure donc aux remèdes incisifs, atténuans, que lorsqu'il n'y a pas un excès d'irritation, et je crois qu'à cet égard, on est tombé dans de grandes erreurs.

Les vésicatoires sur le col, sont indiqués dans le même cas; en attirant les humeurs au-dehors, ils dégorgent l'intérieur; c'est pourquoi on ne sauroit trop tôt y recourir ! cependant après la saignée, si elle a été jugée nécessaire. On pourroit tomber dans un grand inconvénient, si on pansoit la plaie qu'on a faite par leur moyen, avec un onguent trop irritant ; des concrétions membraneuses se formeroient alors, la suppuration du vésicatoire seroit supprimée et arrêtée, et on ne la rétabliroit qu'en supprimant l'onguent exutoire, et souvent en recourant aux fomentations, aux cataplasmes émolliens ; or ne peut-on pas faire une juste application de cette observation, à la formation, au renouvellement et au détachement des fausses membranes, qui se forment dans le corps humain, et dans le croup particulièrement ? En entretenant convenablement le vésicatoire du col, on détourne de l'intérieur des voies aériennes, une partie de l'humeur plastique, qui s'y ramasseroit et s'y épaissiroit.

Les lohocs blancs avec la gomme adragant, avec la gomme ammoniaque, le kermès minéral, un jaune d'œuf, l'huile d'amandes douces, l'assa fœtida, un peu d'oxymel scillitique, dont nous avons fait un usage assez heureux dans des enfans, qui avoient les voies aériennes, pleines de matières muqueuses, pourroient être bien utilement prescrites dans le croup, lorsque les accidens aigus surtout n'ont plus lieu.

Ce ne seroit pas non plus sans succès, qu'on feroit sur le col de légères frictions, avec un peu d'onguent mercuriel, pour faciliter non-seulement le dégorgement des glandes salivaires, mais aussi celles desvoies aériennes (1).

On peut prescrire intérieurement quelques eaux minérales plus ou moins propres à faciliter l'expectoration, telles que les eaux de Barège, de Cauterets et d'Aix-la-Chapelle du Mont-d'or, les eaux distillées d'hyssope, de bourrache, de lierre terrestre, mais surtout la seconde eau de chaux ou l'eau de chaux très-adoucie dans toutes les boissons, dont l'expérience m'a plus d'une fois demontré l'efficacité contre diverses concrétions concrètes.

On peut prescrire les teintures de poly-

______

(1) Nous avons mis cette pratique en usage dans deux enfans qui, après avoir éprouvé les grands accidens du croup, et que la saignée avoit diminué, continuoient cependant d'éprouver par intervalles plus ou moins éloignés des quintes de toux très-violentes, avec des symptômes d'une strangulation imminente : une salivation survenue avec une copieuse expectoration de matières concrètes, finit tous ces accidens.

gala, de serpentaire de Virginie, de digitale, on pourroit également donner en poudre, sous forme d'électuaire ou de pillules, ces poudres, moyennant quelque syrop, ou un peu de miel.

Les sucs de bourrache, les cloportes écrasés en vie, le syrop d'ipécacuanha, et particulièrement le syrop scillitique d'Edimbourg, qui peut être long-temps prescrit à petites doses ; et que de remèdes de ce genre ne pourroit, ne pas conseiller avec succès, mais seulement lorsque les grands obstacles à la respiration ont été détruits, ou considérablement diminués.

- Voilà une idée des préservatifs, en général, qui peuvent convenir dans le cas du croup catarrhal, mais quant à celui qui seroit survenu après la rougeole et la petite vérole, et autre maladie éruptive, et par quelqu'autre acrimonie et métastase, ne faudroit-il pas insister davantage que, dans un autre cas, sur l'usage des vésicatoires, des diaphorétiques, des humectans, et ensuite des adoucissans comme les laitages, celui d'ânesse surtout, nous pourrions confirmer, par le récit de quelques observations, les succès de notre pratique, ayant vu des enfans qui, après des maladies éruptives, ont rendu par l'expectoration des voies aériennes, des concrétions membraneuses et une grande quantité de matières glaireuses, ce qui a été suivi d'une plus grande facilité dans la respiration.

Les concrétions muqueuses et membraneuses dans les voies aériennes de la plupart des asthmatiques seroient plus efficacement atteintes par les béchiques actifs, les diurétiques, les diaphorétiques ; et enfin si l'on reconnoissoit quelque vice vénérien ne faudroit-il pas recourir aux mercuriaux spécialement. Mais sans doute que tous ces remèdes seroient inutiles si le malade continuoit de vivre dans un lieu humide et froid, exposé aux vents du *nord-est*, dans celui enfin où il a contracté le croup, il faut que ce malade change de lieu pour respirer un air sec et pur. C'est pour lui le premier remède préservatif du croup. En même-temps qu'il aura le soin de se bien couvrir de vêtemens, de laine préférablement, et de se faire tous les soirs quelques frictions sèches sur toute l'habitude du corps.

Il faut veiller à la nourriture des enfans ;

qu'ils n'usent ni de trop de viandes, ni de trop de végétaux ; un mélange de ces alimens avec cependant un peu plus de végétaux que des viandes, leur réussit très - bien. Les soupes aux racines et au pain nous paroissent préférables à celles de riz, de vermicel et autres pâtes, sans les proscrire, cependant entièrement. Un peu de vin dans une infusion légère de houblon, pour boisson ordinaire seroit utile. On pourroit aussi permettre à l'enfant de boire de la bonne bière.

On comprend assez que cette matière pourroit encore donner lieu à d'autres considérations utiles ; mais les bornes d'une leçon nous interdisent de plus longs détails; d'ailleurs, en traitant des concrétions membraneuses ou des fausses membranes, ainsi que des diverses maladies dont ces congestions membraneuses sont les causes ou les effets, nous sommes entrés dans des détails que nous ne pouvons entièrement répéter : on ne trouvera même que trop de répétitions dans cet article, mais on nous les pardonnera si l'on considère qu'il a été l'objet d'une de nos leçons à beaucoup de disciples dont la plupart en-

troient à peine dans la carrière de la médecine.

Quelques remarques historiques sur le croup.

Des auteurs ont cru trouver dans les
ouvrages d'Hippocrate, la description du
croup; mais nous n'avons pu l'y reconnoître,
et nous avons aussi vainement cherché dans
les anciens des notions sur cette maladie, c'est
d'abord dans les ouvrages de *Baillou* qu'il
nous a paru qu'on pourroit trouver une description du croup bien caractérisée. Ce savant
médecin a non-seulement exposé sa véritable
cause, mais de plus, il en a indiqué le traitement; il est vrai que ce grand praticien
n'en a point parlé comme d'une maladie dis-
tincte, mais comme une dépendance de la
coqueluche, et que c'est en traitant de cette
maladie qu'il a signalé plusieurs fois le vrai
croup ou les *quintes de toux avec un ton
glapissant,*occasionnées par des matières glaireuses et de fausses membranes dans le larynx,
vox clangosa. La voix de ceux qui ont le
croup a été ensuite comparée à celle des
grues, des oies, des aigles *aquilarum stre-
pentium* (1), avant que nous connussions

____

(1) Theophile Bonet, Sepulchr. edit. 11. Anget. An.

ici la nouvelle dénomination de *croup*. C'est
de l'Ecosse qu'elle nous est venue. Le peuple s'en servoit, et les médecins de ce pays
l'ont adoptée dans leurs écrits sur cette espèce
de toux laryngée et trachéale. M. Home,
savant médecin écossais, a publié diverses
observations (1) qui ont bien fait connoître
sa nature et son traitement, lequel est à-
peu-près le même que celui qui avoit été
prescrit par *Baillou*, d'après sa pratique ;
car, non-seulement ce médecin avoit conseillé les vomitifs réitérés en pareils cas,
mais aussi les saignées quand la pléthore
étoit prononcée, les vésicatoires sur le cou,
les apéritifs, les diurétiques, les purgatifs,
et même la bronchotomie ; traitement qui
est à-peu-près celui que *Severinus* a conseillé à Naples, comme on peut le voir en
parcourant ses ouvrages, et particulièrement l'observation *de novis duobus faucium
et palati abcessibus*, où il cite un cas
remarquable sur la nécessité de la bronchotomie.

---

prat., lib. 1, sect. 22, obs. 5. Voyez plus haut ce qui
est dit à l'égard de cette affection singulière de la voix.

(1) Nous avons déjà fait remarquer que cet ouvrage
nous étoit connu depuis long-tems, en ayant extrait des
observations que nous avons rapportées en 1767, dans
l'*Historia anatomico-medica* de Lieutaud, t. 11.

On trouve aussi dans la thèse soutenue aux écoles de Paris, en 1752, sous la présidence de *Bourdelin*, un précis du traitement convenable dans la coqueluche, ou plutôt dans le *croup*; car on le reconnoît dans la description que l'auteur croit donner de la coqueluche. Ce traitement est conforme à celui conseillé par *Baillou* et par les bons praticiens d'aujourd'hui.

Mais il faut avouer que les médecins écossais qui observent fréquemment cette maladie, étant endémique chez eux, en avoient généralement parlé d'une manière plus détaillée qu'on ne l'avoit fait auparavant, et relativement à sa nature et relativement à son traitement. C'est en 1778 que nous avons communiqué à l'académie des sciences nos observations sur quelques concrétions menbraneuses rendues par l'expectation, par des sujets chez lesquels la vraie membrane des voies aériennes étoit intacte; observations dont nous avions parlé plusieurs années auparavant dans nos leçons, et dont nous avons donné une notice, dans notre ouvrage sur la nature et le traitement, de la phthisie pulmonaire, qui peut bien mériter quelqu'attention. C'est en 1778, que *Mi-*

chaëlis a publié sa dissertation pour son doctorat à Strasbourg *de anginâ membranacea seu polyposa*, dans laquelle on trouve l'histoire, la description et le traitement de cette maladie à laquelle il y a peu à ajouter. Depuis cette Epoque diverses dissertations sur le croup ont été publiées en divers pays, et l'on en a fait mention dans les journaux, on ne peut donner l'histoire des ouvrages sur cette maladie sans citer avec éloge et reconnoissance celui de notre confrere *Désessarts*, qui est le résultat de sa longue et bonne pratique.

Nous ajouterons que nous avons, d'après plusieurs auteurs, conseillé l'opération de la trachéotomie non-seulement pour introduire directement l'air dans la trachée-artere des noyés et exciter l'inspiration, mais encore pour donner issue aux matières glaireuses et muqueuses dont les voies aériennes sont pleines et qu'on peut regarder comme une cause de leur mort ; il a été fait mention de cette opération de la trachéotomie pour les noyés quand les autres secours n'avoient pu les rappeler à la vie dans toutes les instructions que nous avons publiées depuis 1775, et nous avions prouvé

en 1771, par des expériences sur les animaux, que cette opération pouvoit se faire
sans aucun danger en incisant plusieurs
cartilages de la trachée-artère ; mais au
reste cette expérience ne servoit qu'à confirmer le résultat des observations sur les
plaies de la trachée-artère rapportées par
les plus grands chirurgiens et citées dans
les deux mémoires de Louis sur la
bronchotomie. Ce savant chirurgien réu-
nissoit à la meilleure pratique une parfaite connoissance de l'histoire , et quels
sont les mémoires de chirurgie mieux écrits
que les siens ?

Quelques Observations particulières.

CROUP ESSENTIEL.

Ouverture des corps.

Première observation. Une jeune fille de
madame du Chilleau, âgée seulement de
huit à dix mois, assez forte et grasse, nourrie par une jeune femme, rue de Bourgogne,
faubourg Saint-Germain, ayant toutes les
apparences d'une bonne nourrice, qui avoit
dans la même chambre où elle couchoit avec

son nourrisson deux ou trois petits enfans
à elle, et qu'elle avoit nourris, fut atteinte,
dans l'hiver de 1786, d'une toux si forte et
si subite, avec glapissement, agitations violentes des membres, roideur du cou, qu'on
vint me chercher promptement pour lui
donner des soins. On la croyoit atteinte de
convulsions par un travail des dents; cependant je trouvai l'enfant calme, sans fièvre;
ayant examiné l'état de sa bouche, je ne
reconnus aucun gonflement dans les genci-
ves, mais je trouvai la face un peu bouffie
et un peu rouge; le ventre n'étoit nullement tendu ni gonflé, le pouls presque naturel. Pendant le temps de ma visite, il survint subitement à cet enfant une toux des
plus aiguës avec un son glapissant, roideur
du cou; son visage devint violet et son pouls
fréquent, sautillant et très-serré; l'enfant rejeta quelques matières grisâtres un peu épaisses. Cette quinte dura près d'un quart d'heure:
ayant pleinement cessé, et l'enfant étant
presque remis en apparence dans l'état naturel, je crus pouvoir le faire vomir avec
quatre grains d'ipécacuanha en poudre;
et devoir conseiller le même vomitif pour
le réitérer le lendemain matin. Mais une

nouvelle quinte étant survenue peu de
temps après que l'enfant eut pris sa première dose d'ipécacuanha, et qu'il eut rendu
quelques matières glaireuses, on me rap-
pela pour le voir, et je le trouvai dans un
assoupissement profond, ayant le visage
plus rouge, plus de chaleur à la peau,
et le pouls si fréquent, qu'à peine on pouvoit distinguer les pulsations ; ce qui n'est
pas d'ailleurs étonnant à cet âge, le
pouls étant si célère. Je fus d'avis qu'on
lui mît deux sangsues au cou, vers les
parties latérales du larynx, et qu'après cette
saignée on lui fit prendre la seconde prise
de quatre grains d'ipécacuanha, ce qui fut
fait ; les sangsues furent apposées ; on tira
une demi-palette de sang, on mit un vésicatoire sur le cou ; et l'ipécacuanha fut
donné le lendemain matin. L'enfant rejeta,
par le vomissement, quelques matières grisâtres plus visqueuses et plus épaisses que
la veille, et rendit par les selles une matière
jaunâtre assez abondante ; mais, nonobstant
le traitement, l'enfant eut de nouvelles
quintes de toux ; sa voix devenoit de plus en
plus, d'abord sibilante, et ensuite très-grave,
rauque, quelquefois pour redevenir sibilante ;

sa respiration étoit de plus en plus gênée, ce qui me détermina à porter un fâcheux pronostic; à ma première visite du troisième jour que je voyois cet enfant, et le quatrième de la maladie, je le jugeai dans un état promptement mortel; il mourut dans la soirée.

J'en fis faire l'ouverture du corps le lendemain à ma présence par un de mes prévôts, Monsieur Marchand : nous ne reconnûmes aucune altération dans l'arrière-bouche, mais nous vîmes que la cavité interne du larynx étoit couverte d'une couche membraneuse, en quelques endroits très-mince, et en d'autres plus épaisse, laquelle revêtoit les cordes vocales, et s'enfonçoit dans les ventricules du larynx, bien petits à cet âge; cette couche membraneuse se prolongeoit sur la face interne de l'épiglotte, et la même concrétion s'étendoit dans la trachée artère, s'amincissant de plus en plus, et en perdant de sa densité; en outre de cette concrétion membraneuse, la cavité du larynx, de la trachée-artère, des bronches, étoit pleine d'une humeur muqueuse assez épaisse, presque comme celle qu'on trouve dans les petits enfans, qui sont morts en naissant faute de pouvoir respirer, et aussi dans les noyés.

La membrane muqueuse des voies aériennes me parut un peu plus épaisse qu'à l'ordinaire, mais je n'étois pas sûr que ce ne fût
une disposition naturelle de cette membrane
dans les jeunes enfans, les membranes étant
plus épaisses qu'elles ne le sont dans un
âge plus avancé.

L'estomac me parut sain, contenant peu
de matières glaireuses, et une certaine quantité de bouillon et de la potion huileuse que
l'enfant avoit pris peu de temps avant de
mourir.

Deuxième Observation. Un jeune garçon
d'un terrassier de la rue Mazarine, âgé d'environ quatre ans, fut atteint dans l'hiver de
1778, d'une toux convulsive si violente, qu'il
fut d'abord au moment de périr : on vint me
chercher dans la rue du Cimetière-Saint-
André-des-Arcs, où je demeurois alors ; j'y
allai, et je trouvai cet enfant avec le visage
très-tuméfié et rouge, ainsi que le cou ; son
pouls étoit dur et fréquent, il eut en
ma présence une quinte de toux subite
et très - violente , avec roideur du cou
et un ton sibilant très-aigu ; la respiration

parut un instant comme suspendue ; cependant il rendit, par une forte expectoration, plutôt que par le vomissement, à-peu-près deux cuillérées à bouche d'une humeur visqueuse d'un blanc grisâtre ; sa toux redoubla quelques minutes après avec un bruit qui, au lieu d'être aigu et sifflant, étoit rauque croassant ; l'enfant portoit ses mains à diverses reprises vers le larynx comme par un mouvement convulsif ; son visage et le devant de la poitrine étoient enduits d'une sueur grasse et froide.

Je prescrivis à cet enfant d'abord dix grains d'ipécacuanha en poudre, dans deux cuillerées d'eau tiède, ensuite je conseillai de lui donner par petites cnillerées à café, une décoction de polygala assez forte, avec de l'huile d'amandes douces, deux onces de chacun, et avec trois grains de kermès minéral ; mélange qu'on donnoit par cuillerées à bouche à des distances peu éloignées. Je conseillai le liniment avec l'alkali volatil et l'huile d'olive sur la partie antérieure du col occupée par le larynx, mais ce traitement n'eut aucun succès, l'enfant continuant de porter ses mains vers le larynx, comme s'il éprouvoit de la strangulation ; croyant qu'elle pouvoit provenir d'un engorgement des voies laryngées, que peut-être quelques frictions mercuriélles pourroient diminuer en excitant la salivation; j'en prescrivis une sur le col, dans le moment, d'un gros d'onguent mercuriel par moitié, laquelle fut réitérée le lendemain; l'enfant parut expectorer plus copieusement, sans pour cela que la suffocation diminuât; il mourut dans la soirée de la seconde friction, le huitième jour de sa maladie.

J'en fis l'ouverture le lendemain, avec un jeune étudiant en médecine, M. Michel, qui est depuis mort docteur régent de la faculté de médecine de Paris; je reconnus un engorgement membraneux, recouvrant le larynx et bouchant la glotte; la trachée artère en étoit couverte dans presque toute son étendue, les bronches elles-mêmes étoient remplies d'une cylindre glaireux, assez concret, la membrane muqueuse me parut épaisse et rougie, les poumons étoient plus blancs que dans l'état naturel, mais sains d'ailleurs.

Troisième Observation. Deux enfans, l'un d'environ quatre ans, et l'autre d'environ sept ans, qui ont été ouverts, le premier dans mon amphithéâtre, rue du cimetière S. André des Arcs, et l'autre dans celui du collége de France, avoient le larynx couvert intérieurement d'une concrétion membraneuse ; il n'étoit pas douteux qu'ils ne fussent morts du croup. Dans l'un deux l'adhérence de cette concrétion aux cordes vocales, étoit si forte, qu'on eût de la peine à l'en détacher ; l'ouverture de la glotte étoit presque entièrement fermée ; cette fausse membrane s'étendoit sur la face interne de la trachée artère jusques dans les bronches ; et dans l'un de ces jeunes sujets, la fausse membrane formoit dans la trachée-artère, une espèce de fourreau, contenant beaucoup de matières muqueuses, elle étoit séparée de la paroi interne de la trachée-artère, par de la sérosité grisâtre dans presque toute son étendue, cependant en quelques points, elle étoit adhérente à la membrane muqueuse, dont les cryptes et lacunes étoient gonflés et pleins de matière pituitieuse. Dans ce même enfant l'arrière-bouche, étoit couverte d'une concrétion membraneuse papyracée, qui se prolongeoit dans le pharynx et dans l'œsophage.

L'estomac étoit enduit d'une grande quantité de matière muqueuse.

Les poumons étoient plus rouges, plus gonflés, que dans l'état ordinaire, et avec quelques adhérences à la plèvre; les dernières bronches étoient remplies d'une substance muqueuse et très-compacte.

Ces faits suffisent, je crois, pour la connoissance de la vraie cause de l'angine membraneuse ou du croup.

Quelques traitemens heureux des Croups.

Première Observation. En 1786, à la fin de l'hiver, je fus appelé pour une fille de madame de Bérenger, âgée de trois ans, d'une constitution assez forte, d'un teint blond, et qui avoit été plusieurs fois très-malade de la dentition; elle avoit éprouvé la veille dans la soirée, une quinte de toux si violente, avec un bruit d'abord aigu, ensuite rauque; mais qui à l'exception d'une grande foiblesse, n'avoit pas eu d'autres suites; le lendemain matin, jour où je voyois la jeune malade pour la première fois, de nouvelles quintes si violentes, étoient survenues avec un extrême roidissement du col et des agitations des membres, qu'on avoit craint de perdre l'enfant. Sa voix, pendant les quintes, étoit extraordinaire, commençant par être très-aiguë, et finissant par être très-rauque et plusieurs fois variant ainsi de ton ; d'ailleurs la respiration étoit libre, le pouls un peu fréquent et dur ; mais sans fièvre bien marquée. Je jugeai que l'enfant étoit atteint d'un vrai croup, et son pouls étant dur, très-fréquent ; comme je viens de le dire, je me décidai à lui faire apposer quelques sang-sues à la partie latérale et supérieure du col, entre les oreilles et le larynx, un peu au-dessous de l'angle de la mâchoire inférieure.

Après cette saignée, qui fut abondante, le pouls parut moins dur, et la rougeur du visage avoit cessé. Je prescrivis huit grains d'ipécacuanha en poudre, dans une demi-tasse d'eau tiède. L'enfant vomit plusieurs fois, et rendit une matière blanchâtre visqueuse ; il rendit aussi par les selles, une pareille matière avec une autre jaunâtre qu'on jugea être de la bile. Je prescrivis une mixture avec le suc épuré de bourrache l'huile d'amandes douces, et le syrop d'ipécacuanha, l'expectoration fut plus facile ; les quintes de toux moins violentes, avec une expectoration glaireuse et mêlée de concrétions membraneuses ; les urines furent

plus abondantes et blanchâtres comme lai-
teuses; le quatrième jour, la jeune enfant
étoit déjà mieux. Le ventre devint libre, les
excrétions étoient jaunâtres et pleines de
matières glaireuses grisâtres ; le bon état
se soutint le cinquième et le sixième jour,
malgré quelques quintes de toux, infiniment
moins fortes et plus rares. Elles s'éloignèrent de plus en plus et enfin elles cessèrent.

L'enfant fut ensuite purgé avec un petit
verre d'eau dans laquelle on avoit fait infuser
un demi-gros de follicules de séné, et à laquelle colature on avoit ajouté deux ou trois
petites cuillerées d'une décoction de petits
pruneaux, et il fut guéri le quinzième jour.

Deuxième Observation. La fille de M.
Fossier, ancien dessinateur de l'académie des
sciences, âgée de six ans, éprouvoit depuis
peu de jours un rhume si léger, qu'on y
avoit à peine fait attention ; elle fut si subitement atteinte d'une quinte de toux, avec un
son passant subitement du ton le plus aigu
au plus rauque, extrême agitation des membres, gonflement et rougeur au visage difficulté très-grande de respirer. Ont crut devoir
promptement m'appeler. C'étoit dans la
matinée, et dans mon quartier, M. Fossier

demeurant dans la rue St. André des Arcs,
Lorsque j'arrivai, la quinte étoit finie ;
mais je trouvai l'enfant très-foible, respirant
cependant avec assez de facilité ; son pouls
étoit lent, peu plein, quoique gros, son
visage étoit bouffi, et plutôt pâle que rouge,
le col un peu tuméfié, et aussi un peu dou-
loureux, surtout dans la région du larynx.

Je conseillai de faire vomir l'enfant avec
huit grains d'ipécacuanha, et un demi-grain
de tartre stibié, dans un verre d'eau, et ensuite quelques petits verres d'eau tiède pour
favoriser le vomissement, après lequel on lui
donneroit quelques petits verres d'une infusion de fleurs de tilleul, de bourrache et de
coquelicot, avec un peu de syrop d'erysimum.

L'enfant rendit environ trois cuillerées à
bouche, par le vomissement d'une matière
d'un gris blanchâtre, gluante, qu'on conserva
jusqu'au lendemain matin, que je revins
voir cette jeune enfant. Cette matière n'a-
voit aucune mauvaise odeur ; mais étoit-elle
venue du larynx, de la trachée-artère et des
bronches ou de l'estomac ? Je pensai que c'é-
toit du larynx, par sa viscosité et sa
couleur, d'un gris légèrement verdâtre,

étant presque inodore. L'enfant avoit rendu par les selles, beaucoup de matières jaunâtres bilieuses, parmi lesquelles on en distinguoit de blanchâtres, filantes, qui pouvoient être provenues ou du larynx, que l'enfant auroit avalé, ou qui avoient été sécrétées par la membrane interne muqueuse des voies alimentaires; car dans des enfants morts du croup, on a trouvé la membrane muqueuse des voies alimentaires, couverte d'une mucosité tenace ressemblant beancoup à celle des voies aériennes, qui formoit le croup.

Ces évacuations avoient paru soulager l'enfant, qui n'eut aucune quinte de la journée; mais à l'entrée de la nuit, il lui en survint une autre, moins violente que celle du matin. Il y en eut deux ou trois encore moins fortes pendant la nuit, et l'enfant dormit dans les intervalles. Une quinte violente survint le lendemain matin. On vint me prier de devancer ma visite, je trouvai l'enfant très-agité, et son pouls me parut un peu plus dur que la veille. Le visage et le cou étoient plus rouges et tuméfiés, je crus devoir conseiller de mettre six sangsues au cou, trois de chaque côté du larynx, afin d'extraire au moins une bonne palette de sang.

Je prescrivis, pour la journée, quinze grains d'ipécacuanha, avec vingt-quatre grains de sucre pour donner en quatre prises; et le sirop d'erysimum et d'ipécacuanha à petites doses dans les intervalles des quintes, une légère décoction d'arnica à cuillerées à café, une boisson relâchante, un ou deux lavemens émolliens.

Il y eut des selles glaireuses et bilieuses; l'expectoration fut plus facile et copieuse ; l'on remarqua que la matière expectorée étoit moins blanche, mais plus visqueuse et comme membranacée.

Je ne vis cet enfant qu'à ma dernière visite du soir et il étoit près de dix heures ; j'appris que les quintes, quoiqu'un peu plus fortes à l'entrée de la nuit que dans le reste de la journée, n'avoient pas été violentes. Son pouls me parut moins lent et presque aussi fréquent qu'il l'est dans l'état naturel dans les enfans de l'âge de la jeune malade, mais point dur : il y avoit une douce moiteur. Je crus devoir lui procurer un peu de repos avec deux gros de sirop de Karabé dans un petit verre d'infusion de coquelicot, qu'on donna en deux fois; le sommeil fut tranquille et presque sans quintes; celles du lendemain matin furent peu violentes, elles s'éloignèrent; la jeune enfant expectora des matières compactes et des fragmens membraneux, éprouva une légère sueur avec une douce chaleur à la peau, et enfin la jeune malade parut guérie le septième jour. Je lui fis continuer pendant quelques jours la décoction d'arnica avec le syrop d'érysimum, elle fut aussi purgée deux fois avec une once de manne et une once de syrop de chicorée composé de rhubarbe, je mis ensuite l'enfant à l'usage du lait d'ânesse, et elle se rétablit parfaitement.

Troisième Observation. Un enfant de la princesse de Revel-Broglie, fut atteint d'une légère toux pendant quelques jours, qu'on négligea; mais il lui survint une toux sifflante avec une voix si désorganisée, passant du ton le plus aigu au plus grave, qu'on en fut très-effrayé: on m'appela promptement; je trouvai l'enfant assez calme; cependant avec une légère bouffissure au visage, les yeux un peu gonflés, saillans et luisans, mais sans fièvre ni chaleur à la peau. Je ne jugeai pas l'enfant aussi malade qu'il le fut cependant après : je ne prescrivis qu'une légère infusion de fleurs pectorales et un peu de sirop capillaire : mais une quinte très-violente, et ensuite quelques autres moins fortes, étant survenues dans la soirée, on vint me prier d'aller voir de suite cet enfant, ce que je fis; l'ayant trouvé très-oppressé, le visage plus rouge, le pouls dur et embarrassé, je voulus qu'on lui mît quatre à cinq sangsues au cou dans la soirée même, et je me bornai à prescrire, vu l'extrême irritation qui existoit, non une décoction de polygala, (qu'on prescrivoit beaucoup alors dans les rhumes, d'après la méthode de *Bouvart*, qui la conseilloit encore plus, dans quelques cas de pneumonie, et souvent après les saignées), mais une simple infusion de plantes béchiques, adoucissantes, de tussilage, de mauve, de violette, de bouillon blanc, auxquelles je fis ajouter celles de coquelicot, comme un peu calmante. L'infusion fut quelquefois édulcorée avec le sirop des cinq racines apéritives. Les quintes de la nuit furent encore fréquentes et violentes, et celles du lendemain matin le furent encore davantage. Un petit vésicatoire sur le larynx fut prescrit, ainsi que des lavemens émolliens et la continuation des boissons déjà conseillées ; l'enfant rendit dans la journée, après les quintes, plus ou moins violentes, des matières muqueuses, par l'expectoration et par le vomissement de matières jaunâtres, ainsi que par les selles ; le troisième jour, l'excrétion par la bouche des matières muqueuses fut plus abondante et plus facile ; on y reconnut des concrétions membraneuses : la bouffissure du visage m'ayant paru augmentée, et en ayant observé un commencement aux pieds et aux mains, les urines étant peu abondantes, très-épaisses, blanchâtres, je prescrivis deux onces d'eau de pariétaire, deux onces d'huile d'amandes douces récente, deux gros d'oxymel scilitique mêlés ensemble et à donner, dans la journée, dans l'intervalle de l'infusion, par petites cuillerées. J'ai quelquefois prescrit avec succès l'oxymel scillitique seul à la dose de deux à trois gros et jusqu'à demi-once à des enfans pour les faire vomir et évacuer par les selles, et surtout à ceux que je voyois disposés à la bouffissure, et urinant peu.

Les accidens du troisième jour parurent moins violens que ceux de la veille.

Je prescrivis pour la nuit un léger parégorique ; l'infusion théiforme des plantes pectorales et de coquelicot dont l'enfant faisoit usage pendant le jour, avec addition de deux gros de sirop Karabé au lieu de l'oxymel scillitique ; la nuit fut meilleure : le quatrième jour au matin nouvelle quinte de toux, mais avec expectoration plus abondante et moins pénible de la matiere muqueuse et grisâtre ; le vésicatoire avoit bien pris, le pouls étoit plus mol et développé, les selles libres et jaunes ; les quintes de là journée furent moins violentes ainsi que celles du soir, la voix moins glapissante ; la nuit fut assez calme, moyennant la boisson anodine ; le cinquième jour et les suivans, l'enfant éprouva une diminution progressive dans les quintes et plus de facilité dans les excrétions ; enfin le neuvième jour il parut guéri, à l'exception de quelques quintes de toux beaucoup plus légères qui revinrent de temps en temps, deux, trois fois dans la journée ; elles existèrent même, mais diminuant de force, et en s'éloignant de plus en plus pendant plus de trois semaines, dans l'intervalle desquelles de très-

légers incisifs, réunis aux adoucissans et anodins furent prescrits; enfin le traitement finit
par quelques légers laxatifs : on laissa sécher
le vésicatoire après l'avoir conservé une vingtaine de joursencore; l'enfant se rétablit complètement.

D'autres exemples de croup essentiel que
nous avons heureusement traités, pourroient
être rapportés dans le plus grand détail, en
ayant pris des notes exactes, en preuve de
l'efficacité des remèdes que nous avons conseillés, nous pourrions aussi en rapporter un
plus grand nombre si nous avions voulu
y réunir ceux qui nous ont été communi-
qués par plusieurs de nos confrères, et dont
quelques-uns ont été autrefois nos disciples ; on verroit cependant que les traitemens en ont été variés, selon les diverses
circonstances; nous avons soigné, l'hiver
de 1803, où il régna tant de maladies catarrhales et si funestes que beaucoup de
monde en mourut, plusieurs enfans qui eurent des coqueluches, et trois ou quatre qui
eurent un vrai croup, précédé ou non par
ces coqueluches; mais ayant été traités à l'o-
rigine, soit par les vomitifs, même réitérés,
lorsque la pléthore sanguine n'étoit pas pro-

noncée, soit par les sangsues promptement
apposées au cou quand cette pléthore avoit
lieu et qu'elle tendoit plus ou moins à l'inflammation, nous en avons fait certainement
avorter plusieurs, s'il nous est permis de
parler ainsi.

Si jamais il est utile de prévenir les maux,
c'est surtout à l'égard de cette maladie, qui
peut faire périr promptement dès qu'elle est
une fois confirmée; alors sans doute que la trachéotomie pourroit en être souvent le remède; nous en sommes convaincus, mais peut-
être trop tard, puisque nous avons négligé
de la conseiller dans quelques cas où elle eût
pu être utile et jamais dangereuse. On ne peut
s'empêcher de désirer de voir diminuer la
répugnance qu'on a pour cette opération, même d'habiles chirurgiens, qui n'ont pas le cou-
rage de la surmonter, car j'avoue que si, dans
quelques circonstances de ce genre, j'eusse
été secondé par leurs avis, ou plutôt même
si je n'en eusse pas été contrarié, je me
fusse plus affirmativement prononcé pour
cette opération. Je pourrois rapporter l'histoire d'un jeune enfant atteint de tous les
symptômes du croup, auquel j'avois voulu
qu'on pratiquât la trachéotomie ; mais un

très-habile chirurgien ne voulut pas la faire
sous prétexte que la responsabilité ne tom-
beroit que sur lui, et que jamais, dans cette
sorte de cas, le médecin la partageoit. On
voit par-là combien se multiplient les raisons qui éloignent de cette opération malgré qu'elle n'ait aucun inconvénient par elle-
même, et qu'elle soit l'une des plus faciles
de la chirurgie.

Croup symptomatique.

Quant aux observations relatives aux
croups symptomatiques, nous pourrions en
raporter un grand nombre; mais comme leur
histoire appartient plus particulièrement à
celle de la maladie dont ils dépendent, ou
à laquelle ils sont réunis, nous nous contenterons d'en parler sommairement. Certainement nous avons vu, et plusieurs fois,
des enfans atteints de la coqueluche la mieux
prononcée qui ont expectoré des concrétions
glaireuses et membraneuses; qui ont eu des
quintes de toux très-violentes et la voix glapissante, en un mot, de vrais croups; qui en
sont même morts; et à l'ouverture desquels
enfans on a trouvé les mêmes altérations
dans les voies aériennes que dans le croup
essentiel.

J'ai déjà dit avoir ouvert le cadavre d'une fille morte d'angine inflammatoire qui avoit rendu par l'expectoration de fausses concrétions, et dans la trachée-artère de laquelle on en trouva encore.

Des enfans sont morts du vrai croup à l'invasion de la petite vérole, d'autres de la rougeole, ou à leur suite. Un enfant de madame de Coigny qu'on croyoit avoir la petite vérole quoiqu'il eût la rougeole, fut exposé à l'air libre, la toux la plus vive avec la voix glapissante survinrent, des mucosités et des concrétions membraneuses furent expectorées; mais le traitement le plus méthodique et long-temps suivi, après que les symptômes du croup furent détruits, n'empêcha pas l'enfant de périr de la phthisie pulmonaire.

On a vu des personnes atteintes de pneumonie éprouver des toux aiguës, avec la voix glapissante, et expectorer des matières membraneuses dont on a trouvé, à l'ouverture du corps, une grande quantité dans le larynx, la trachée-artère et les bronches.

Combien de fois des phthisies pulmonaires n'ont-elles pas été précédées ou accompagnées de quintes de toux et de la voix glapissante avec expectoration de matières glaireuses et membraniformes comme chez les enfans qui ont le vrai croup?

Un fils de M. Raulin, ancien fermier-général, vint me consulter. Il avoit la voix la plus glapissante, passant subitement du ton le plus aigu au plus grave. Après des quintes violentes, il crachoit des matières muqueuses blanchâtres et des concrétions membraneuses à diverses reprises, et surtout le matin. Cet état dura long-temps; mais cette phthisie laryngée, car c'est ainsi que je l'ai appelée, dégénéra en une vraie phthisie pulmonaire, dont le malade périt.

On a des exemples de phthisie laryngée et trachéale, dont des malades ont été long-tems atteints sans des symptômes intenses, même sans ancuns accidens, ce qui faisoit qu'ils croyoient jouir d'une bonne santé, et qu'ils continuoient de vaquer à leurs affaires; mais la respiration venant à être subitement très-gênée ou même interceptée; ils périssoient d'une espèce de strangulation, comme ceux qui meurent du croup, ayant même eu la voix glapissante et expectoré des fausses membranes et une excessive quantité de matières muqueuses dont on a reconnu les restes dans le larynx et dans la trachée-artère et dans les bronches, par l'ouverture des corps ; en outre, des caries dans les cartilages du larynx, des engorgemens dans les glandes et lacunes du larynx et de la trachée-artère et un engonflement plus ou moins inflammatoire de la membrane muqueuse.

M. *Andral*, médecin des invalides, sur l'exactitude duquel nous pouvons bien compter, nous a communiqué l'exemple d'une espèce de croup survenu à un adulte, et que nous aurions exposée dans tous ses détails, si nous avions pu rapporter toutes les observations intéressantes qui nous ont été transmises ; mais nous avons voulu nous borner à leur simple résultat.

Nous renvoyons, à ce sujet, à nos observations sur la phthisie pulmonaire.

Quant au croup par des corps étrangers dans le larynx et la trachée-artère, qu'on lise les ouvrages des chirurgiens, et on y en trouvera plusieurs exemples.

Nous ferons remarquer, avant de finir cet article, que divers sujets qui avoient eu les symptômes du croup ayant été ouverts après leur mort, on n'a cependant trouvé ni

matières muqueuses, ni fausses membranes;
et sans doute parce qu'alors la maladie dont
les sujets avoient péri étoit convulsive; et
en effet, la convulsion des muscles du larynx surtout ne peut-elle pas y donner lieu
à tous les divers tons de la voix, ainsi que
nous l'avons fait remarquer dans nos Mémoires sur les maladies de la voix et dans
notre petit Traité sur la rage, etc.

SUR L'APHONIE

Et particulièrement sur la membraneuse, *espèce de* Croup *chronique.*

On comprend sous le nom d'aphonie, des extinctions, ou affoiblissemens de la voix bien diverses, par leur intensité, par leurs causes, par leurs siéges, ainsi que par leurs suites plus ou moins dangereuses ; et aussi par la manière diverse dont elles doivent être traitées.

Quelquefois ce ne sont que telles ou telles lettres, consonnes, ou voyelles, ou tels mots, que ces sortes de malades ne peuvent prononcer, ou plutôt faire *sonner,* assez bien pour les faire entendre, quoique du reste ils parlent à haute et intelligible voix.

D'autres fois la voix est seulement gênée, pour tous les sons aigus et non pour ceux qui sont graves, et même ce ne sont que ceux-là, qu'ils peuvent facilement rendre ; en parlant plus bas qu'à l'ordinaire ; leur voix étant très-rauque et avec quelque gêne dans l'or-

gane ; mais souvent sans douleur et sans
fièvre.

L'aphonie peut provenir d'une multitude
de causes ; et comme on ne peut en bien
connoître une seule , sans connoître aussi
les autres, nous croyons, avant de traiter de
l'aphonie catarrhale membraneuse , qui a
quelque rapport avec le croup, devoir dire
un mot sur chacune d'elles.

Commençons par parler des plus graves ;
celle qui précède ou accompagne les affections soporeuses et convulsives , ou qui leur
succède , lorsqu'elles sont d'ailleurs dissi-
pées. Elle devance, accompagne ou succède
à l'apoplexie, à la paralysie, à l'épilepsie ;
elle se réunit à l'hydrophobie et à des maladies moins graves de la nature des convulsions , les affections mélancoliques, hystériques , etc.

L'aphonie survient dans les esquinancies
inflammatoires et dans d'autres inflammations, des poumons, du péricarde, du cœur,
du diaphragme, comme nous en avons vu
des exemples, et souvent sans qu'après la
mort on ait reconnu aucune altération dans
les organes de la voix.

Elle a souvent lieu dans les fièvres malignes et autres fièvres continues, ainsi que dans des fièvres intermittentes, finissant ou reprenant avec elles.

L'aphonie précède ou accompagne la phthisie pulmonaire, et celle-ci est très-commune.

Elle a ordinairement lieu lorsqu'il y a infiltration des poumons; quelques congestions par des matières stéatomateuses; et enfin lorsqu'il y a des épanchemens dans les cavités pectorales ou entre les lames du médiastin; et aussi dans les maladies inflammatoires du diaphragme, ou lorsque ce grand muscle est trop soulevé dans la poitrine par quelque hydropisie ascite ou enkistée et par l'intumescence des viscères abdominaux. J'ai vu une femme qui perdoit la voix dans le dernier temps de ses grossesses, et qui la recouvroit après l'accouchement.

L'aphonie est une suite fréquente des coups, contusions, plaies sur la tête, sur la colonne vertébrale, sur la poitrine, sur le cou particulièrement, ou ailleurs. Un militaire que j'ai connu, et qui m'a même inutilement consulté, avoit presqu'entièrement perdu la voix à la suite d'un coup de fusil qui lui avoit été tiré dans un chemin en voyageant. Quelques grains de plomb avoient été retirés du col ; mais il est probable que d'autres avoient pénétré plus intérieurement, et que quelques-uns des nerfs de la voix avoient été blessés ou étoient restés comprimés.

On a reconnu des aphonies par cause de luxations des cartilages du larynx.

. On a dit que l'aphonie avoit été l'effet de leur ankylose.

Valsalva a parlé d'une aphonie après une forte percussion de l'épaule.

On a enfin des exemples d'aphonie par des piqûres de nerfs, non-seulement du col, mais même des parties les plus éloignées de l'organe de la voix.

Une autre aphonie dont *Lieutaud* a donné l'histoire, a été occasionnée par un excès d'engorgement de la glande thyroïde.

L'aphonie est survenue dans les maladies éruptives, avant, pendant, ou après l'éruption, par quelques métastases qui s'étoient faites dans l'organe de la voix.

Elle a été occasionnée par des émanations arsénicales et autres, par des corps pulvérulens, des brins de fil, de plumes, de crin , portés dans les voies aériennes par l'air de la respiration.

L'aphonie a été la suite de la colique saturnine et des vives douleurs dans les maladies et dans des opérations chirurgicales, etc. après avoir parlé trop long-temps ou avec trop de force.

Il y a une espèce d'aphonie que le vin occasionne , qui se dissipe ordinairement avec l'ivresse, et une autre encore par un long abus du vin et l'excès réitéré des liqueurs spiritueuses ; celle-ci est ordinairement permanente.

On a cité des exemples d'aphonie par des vers dans les voies aériennes, et d'autres par des vers dans le canal intestinal.

Des pertes excessives, des hémorragies surtout, ont éteint la voix pendant plus ou moins de temps.

Des aphonies ont eu lieu par des excroissances fongueuses dans la bouche, les fosses nasales, gutturales, dans la partie supérieure de l'œsophage et dans les voies aériennes.

J'ai connu des femmes qui ont perdu la voix pendant leur temps critique, et qui l'ont recouvrée après ; des filles qui ont aussi été aphones avant d'avoir leurs règles, et

qui ont eu leur pleine voix après qu'elles
ont été bien réglées.

Des excès dans la masturbation, et dans
l'acte vénérien, ont produit des aphonies,
mais toutes ces aphonies, bien constatées par
des observations, sont rares, si on les com-
pare à celle qui vient d'un vice catharral,
qui est très-commune et se guérit ordinairement facilement bientôt, hors de quelques
cas extraordinaires, comme lorsqu'il se forme
dans le larynx, la trachée-artère et dans les
bronches un amas de matières muqueuses
et membraneuses plus ou moins adhérentes
aux parois internes des conduits aériens.

Dans toutes les aphonies ce ne sont pas
les mêmes parties de l'organe de la voix,
qui sont affectées, mais certaines seulement,
lorsque d'autres ne le sont pas.

Il faut pour la perfection de la voix, que
toutes les parties, qui servent à son usage,
jouissent de leur action la plus libre et la
plus harmonieuse, soit dans le larynx où
elle se forme, soit dans les fosses gutturales, nasales, buccales où elle se perfec-
tionne; et comme ces parties sont compo-
sées de cartilages articulés entr'eux par des
ligamens et des capsules, qui sont lubri-
fiées par un véritable suc synovial prove-

nant des glandes et cryptes ; qu'elles sont formées des nerfs, des muscles, des vaisseaux sanguins et lymphatiques, des membranes ; chacune de ces parties pouvant alors être affectée, seule ou conjointement à d'autres ; il en résulte qu'elles peuvent être très-diversement altérées ; par exemple dans l'aphonie par des affections comateuses, paralytiques, les nerfs de la voix ont perdu de leur sensibilité et les muscles de leur irritabilité ; et dans celles par des affections convulsives, les nerfs sont trop sensibles et les muscles trop irritables.

Dans les aphonies par inflammation, les vaisseaux sanguins de l'organe de la voix sont plus ou moins engorgés de sang, les membranes plus épaisses, durcies, couvertes d'une humeur glutineuse et même d'une fausse membrane plus ou moins épaisse.

L'aphonie qui a lieu dans les maladies éruptives ou à leur suite, est occasionnée par des éruptions même dans les voies aériennes ; car il s'y en fait. Les observations du célèbre *Cotugnio* ont prouvé qu'il ne se faisoit pas des éruptions dans la petite vérole dans les voies alimentaires et ailleurs intérieurement, mais on ne peut douter qu'il ne s'en forme dans les voies aériennes.

L'aphonie des ivrognes provient d'un dessèchement des membranes et des ligamens internes et externes du larynx, ainsi que de l'épaississement des sucs synoviaux et muqueux; effet que les liqueurs spiritueuses produisent dans toutes les parties membraneuses et ligamenteuses. On a reconnu des aphonies qui avoient été uniquement occasionnées par des dilatations variqueuses des veines du cou, des hemorrhoïdes dans le larynx ou dans la trachée-artère.

Enfin dans l'aphonie catharrale, il y a un gonflement plus ou moins inflammatoire de la membrane muqueuse, une congestion de matières glaireuses, glutineuses, albumineuses, si condensées quelquefois, qu'il en résulte des concrétions qui ont la consistance des fausses membranes plus ou moins épaisses et compactes, comme dans le croup, mais moins considérables par leur volume; ce qui fait qu'elles peuvent gêner l'action des organes vocaux, sans nuire en aucune manière à la respiration, comme fait le croup, qui peut et doit être, par cette raison, promptement mortel.

On voit, d'après ce court exposé des diverses espèces d'aphonies, qu'elles sont différentes, non-seulement par leurs causes, mais encore par leurs siéges ; dont il résulte, si l'expérience ne l'avoit d'ailleurs appris, que leurs traitemens doivent être très-différens.

Il faudroit donner l'histoire de toutes les maladies auxquelles l'aphonie est réunie, pour compléter le tableau de tous les remèdes qui peuvent lui convenir, en les variant selon les espèces. Mais comme on n'a mis aucun ordre dans l'emploi de ces remèdes, le peuple, qui n'en connoît guère aucun en rien (et quelques médecins eux-mêmes, qui en cela ne leur ressemblent que trop), en a recueilli, entassé un nombre prodigieux qui ont été presque tous indistinctement employés dans les diverses espèces d'aphonie, comme si, avec le même remède, on pouvoit guérir de maux si divers (1).

Une aphonie catarrhale, que j'ai éprouvée pendant trois ans, ne m'a mis que trop dans le cas de réfléchir sur cette confusion

____

(1) **Nec** quidquam stultius dissimilia similibus velle curare. *Scribonius Largus.*

dans la prescription des remèdes, quoique je n'aie peut-être pas toujours été assez fort pour m'en défendre moi-même ; car un malade est presque toujours enclin à faire le remède qu'on lui propose, surtout quand ceux qui le lui conseillent en assurent le succès, d'après de prétendus exemples favorables, et en cela, on promet d'autant plus facilement, qu'on ne réfléchit pas, ou qu'on ne sait pas si la nature du mal pour lequel on propose le remède est bien la même que celle du mal qu'on dit avoir bien traité ; et d'ailleurs, pour en connoître la différence, ne faut-il pas être éclairé et par les connoissances de l'antomie et par celles de la pratique médicale?

J'éprouvois depuis quelque temps, dans l'hiver de 1805, une légère affection catarrhale (mal dominant, et qui avoit même fait de grands ravages à Paris) , avec corysa, éternuement, une petite toux matin et soir, rarement pendant le jour ; j'avois la voix légèrement voilée ; mais, du reste, parlant à mon ordinaire, sans aucune gêne dans la respiration : j'eusse dû suspendre mes leçons du collége de France, que je donnois alors ; mais n'en ayant pas été encore détourné depuis près de quarante ans par au-

cun motif, même de santé, je voulus en
donner une d'anatomie dans le mois de mars:
le temps étoit pluvieux; l'amphithéâtre étoit
plein d'auditeurs, et échauffé encore par
une cheminée et des fourneaux où l'on faisoit quelques distillations pour le professeur
de chimie. A côté de moi étoient deux portes
ouvertes par lesquelles passoit un vent très-
froid; cependant ma leçon fut faite et en-
tendue malgré que, sur la fin, j'éprou-
vasse quelque difficulté de parler, mais que
je surmontai avec un peu d'effort; sorti de
l'amphithéâtre, et dans la cour du collége,
où il faisoit un froid très-humide, entouré
de quelques étudians, comme c'est assez l'u-
sage, qui me demandoient des éclaircisse-
mens sur certains points de ma leçon; je
conversai avec eux quelques instans; mais,
bientôt après, je sentis que ma voix étoit
gênée et plus basse. J'éprouvai une légère
difficulté d'avaler la salive, une espèce de
gonflement dans la région du larynx, et à
la fin de la journée j'eus la voix très-rauque
et plus basse. Je rendis le lendemain, et
pendant sept à huit jours encore, par l'expectoration, une matière gluante, jaunâtre,
un peu douceâtre au goût, qui me parut

être sécrétée par la membrane muqueuse de la gorge et des voies laryngée, trachéale et bronchique (1). Cette excrétion étoit si abondante que j'en rendis à-peu-près un petit verre par jour pendant plus d'une semaine. J'eusse craint qu'elle ne fût purulente, si elle ne m'étoit subitement survenue sans aucune maladie antécédente et sans fièvre, avec très-peu de toux et sans aucune douleur à la poitrine, et n'éprouvant aucune difficulté de respirer ; à proportion que je rendois moins par l'expectoration de cette matière muqueuse puriforme, ma voix étoit moins rauque, mais s'affoiblissoit davantage, et je devenois plus aphone, tellement que, dans l'espace d'une douzaine de jours, ma voix étoit devenue si basse, qu'à peine on m'entendoit parler, même en m'approchant de l'oreille de celui dont je voulois être entendu. Peu accoutumé à soigner ma santé, je continuai mes visites journalières aux malades, et les travaux du cabinet

______

(1) Veitbracht a parlé des glandes et cryptes du larynx destinés à filtrer cette humeur pituiteuse, dont il a aussi examiné la nature. *Acad. Impér. de Pétersbourg.* 1774.

furent d'autant moins suspendus, que je conçus le projet de rédiger les leçons de mon cours sur la nature et le traitement des maladies, pour les faire lire à côté de moi au collége de France, si j'avois le malheur de ne pas recouvrer la faculté de parler à plus intelligible voix.

Éprouvant de la gêne dans la voie aérienne que je rapportois au larynx, dans lequel même je ressentois un peu de douleur, et surtout lorsque je le touchois extérieurement avec la main; je crus qu'il me falloit faire un traitement; mais lequel faire? Repassant à part moi toutes les causes d'aphonie d'abord les plus graves, malgré que je fusse un peu enclin à m'inquiéter, je n'en reconnus aucune. Je jugeai mon aphonie l'effet d'une affection catarrhale, et je me rassurai pleinement sur les suites; mais je craignis que mon aphonie durât long-temps, peut-être des années, comme j'en avois déjà vu quelques-unes, et même traité avec des succès très-divers.

Je ne reconnus pour cause de ma maladie qu'une affection locale, un engorgement de la matière muqueuse, gélatineuse et albumineuse, plus ou moins concrétée dans les

cryptes et glandes de la trachée-artère, du
larynx, et aussi dans l'isthme du pharynx où
est logée l'épiglotte, que je ne croyois pas
exempte d'un pareil enduit; je croyois encore que le tissu spongieux du poumon pouvoit contenir une quantité un peu surabondante de la substance muqueuse, mais peu
considérable et point de mauvaise nature,
puisque la respiration n'étoit pas gênée, et
que, d'ailleurs, ma santé étoit bonne, n'y
ayant eu en moi ni fébricule, ni la plus légère toux.

Je pensai que ces causes étoient bien suffisantes pour donner lieu à l'aphonie que
j'éprouvois ; mais que faire pour m'en
guérir ? Je crus d'abord que le vomitif
seroit convenable ; mais éprouvant un peu
de plénitude dans le pouls et un sentiment
de chaleur dans la gorge, je jugeai qu'au
préalable l'application de quelques sangsues
au cou seroit utile.

Je rendis par le vomissement quelques
matières muqueuses qui me parurent venir
de la gorge ; mais l'aphonie n'éprouva aucun amendement : les boissons adoucissantes, béchiques, anodines, diaphorétiques,
sont inutilement prises, et pendant quelques

joürs, peut-être, qu'un vésicatoire sur le cou pourroit détourner au-dehors une partie de l'humeur visqueuse qui enduisoit les voiesaériennes; ce vésicatoire est mis et gardé quelques jours sans nul succès. Les fumigations un peu stimulantes avec les résines et gommes-résines, les fumigations sulfureuses même, sont employées, mais toujours sans succès; les sucs de plantes âcres, de cresson, de cochlearia, avec addition de sel ammoniac, furent inutilement pris, pendant quelques temps.

Pour ne pas négliger l'usage d'aucun de ces remèdes stimulans, je me disposois à user des décoctions de polygala, de serpentaire de Virginie, de digitale même, vanté par des médecins dans des aphonies catarrhales, lorsque, considérant mon extrême irritation, ma maigreur naturelle, je crus devoir abandonner le traitement tonique, stimulant, échauffant pour en faire pendant long-temps, un autre entièrement différent; un traitement adoucissant, relâchant, calmant, je me mis donc à l'usage du lait d'ânesse; je pris quelques demi-bains; je gargarisai avec de l'eau d'orge, avec du sirop de mûres. J'appliquai, pendant la nuit, des cataplasmes émolliens et un peu anodins sur le cou, et après un traitement de cette nature, de plusieurs mois, je fis usage des eaux sulfureuses de *Bonnes*, moins fortes, mais de la même nature que celles de Bourbonne, où *Boileau* avoit fait quelque voyage pour une extinction de voix, mais qu'il ne guérit cependant pas par ce moyen ; des fumigations relâchantes furent aussi inutilement long-temps faites ; enfin, après de tels traitemens pendant deux ans, sans aucun amendement dans l'extinction de ma voix, je résolus de ne plus faire aucun remède, me fût-il conseillé par celui de mes confrères pour lequel j'avois eu le plus de déférence.

Quelques mois après, sans avoir acquis une augmentation de voix notable, j'étois cependant parvenu à me faire un peu entendre, soit en parlant lentement, soit aussi parce que j'avois appris à ne parler que lorsqu'il régnoit un grand silence autour de moi, et encore parce que ceux qui m'écoutoient connoissant mon incommodité se disposoient à me mieux entendre. Je consultois avec mes confrères, tous les jours, pour des malades, et je pouvois donner quelques explications orales, dans mes leçons mêmes, à de nombreux disciples, dans les intervalles des lectures que je leur faisois faire à côté de moi (1). Et combien n'ai-je pas été sensible de les voir, pour m'entendre, *faire un silence* touchant pour moi, et bien surprenant pour celui qui, ne connoissant pas mon aphonie, entroit dans ce moment dans mon école.

Une chose assez remarquable qui m'a plusieurs fois frappé dans ma longue aphonie, c'est que les enfans, et quelquefois des grandes personnes, qui m'entendoient parler bas, me répondoient presque tous sur le même ton, et sans doute parce que l'oreille de celui qui écoute se met naturellement à l'unisson de celui qui parle. Dès le commencement de ma maladie, je croyois que c'étoit par une espèce de moquerie qu'on me parloit ainsi.

Pendant le cours d'une si longue aphonie, ma voix a éprouvé des variations singulières : elle étoit et plus forte et plus rauque dans les temps chauds que lorsqu'il faisoit froid ; car alors, quoique très-foible, elle étoit plus aiguë et plus nette. Sans doute que, dans les premières circonstances, les

_____

(1) Par M. Cornac, mon neveu et disciple.

cordes vocales étoient plus relâchées et un peu plus gonflées, ainsi que la membrane muqueuse qui les revêt, et que, dans la seconde, lorsqu'il faisoit froid, elles étoient et plus tendues et plus resserrées; et que les muscles qui servent à les mouvoir étoient eux-mêmes plus contractibles ou plus irritables.

Cependant, après environ trois ans d'aphonie, et après plus d'un an que je ne faisois aucune espèce de traitement, j'ai éprouvé une augmentation sensible dans la voix ; mais seulement, d'abord, pour des sons graves. Il m'arrivoit quelquefois de prononcer des mots avec plus de force et même sur un ton naturel, au milieu d'autres qu'on pouvoit à peine entendre; ce qui faisoit qu'au lieu d'avoir une véritable aphonie, j'avois plutôt une *paraphonie* ou fausse voix.

Cette discordance dans la voix augmenta encore dans d'autres momens; quelques sons aigus furent émis involontairement, lorsque je devois m'attendre qu'ils seroient graves, par l'habitude que j'en avois contractée : et alors il y avoit dans ma voix une véritable *cacophonie*.

Un rhume que j'ai contracté à la fin de l'hiver dernier, ma mieux servi que je n'aurois cru : il a été suivi des copieuses expectorations de matières glutineuses, grisâtres, avec des quintes de toux un peu glapissante, le matin surtout.

Ma voix après ces expectorations s'est un peu développée, de nouvelles expectorations de ces mêmes matières, avec quelques concrétions *membraniformes* plus ou moins étendues, ou par petites parcelles, ont été si efficaces, que ma voix s'est agrandie, dévelopée ; qu'enfin elle est beaucoup plus forte qu'elle n'étoit pendant ma maladie, mais moins encore qu'elle n'étoit auparavant, quoiqu'elle n'eût jamais été bien intense ; j'attends le reste du temps ; si d'ailleurs à l'âge où je suis je puis espérer un bienfait complet, et si toutefois encore après cette extinction de voix il ne me survient pas quelque affection de poitrine, comme je l'ai vu arriver à d'autres personnes ; cependant comme je sais qu'une maladie en guérit souvent d'autres, car on feroit un beau livre et très - utile, de toutes celles que d'autres maladies ont guéries, je crois que dans la toux que j'ai éprouvée en dernier lieu, il s'est fait une nouvelle secrétion de matières muqueuses ; que ces matières se sont interposées entre la vraie membrane et les fausses concrétions membraneuses, et que celles-ci s'en sont détachées, en quelque manière comme un papier collé sur une muraille s'en détache lorsque quelque humidité vient à en transsuder (1).

Peut-être que les traitemens que j'ai faits n'ont pas été entièrement inutiles, pour

---

(1) Je pourrois appuyer l'observation de l'aphonie membraneuse de quelques faits que j'ai vus dans ma pratique et même du résultat de l'ouverture des corps ; mais je veux éviter ici les détails, qu'il me suffise de citer celle d'un prêtre de St.-Sulpice, qui mourut d'une hydropisie ascite, ayant une extinction de voix qu'il avoit contractée un an auparavant. MM. *Bordeu* et *Dupuis,* qui en avoient été les médecins, me proposèrent d'en faire l'ouverture, que je fis avec M. *Innocent Martin*, mon prévôt. Nous reconnûmes dans le larynx et à la partie supérieure de la trachée artère, une pellicule contre nature, adhérente à la membrane muqueuse ; un peu inégale, raboteuse à sa face interne, ou à celle qui regardoit la voie aérienne ; l'autre étoit assez adhérente pour qu'il fallût recourir au scapel pour la détacher par parties ; les glandes et follicules du larynx qui en étoient en partie couvertes, étoient pleines d'une mucosité très-épaisse.

opérer le dégorgement des voies aériennes ; mais le passage continuel de l'air de la respiration, pendant trois ans, doit avoir concouru à diminuer l'épaisseur de ces concrétions ; enfin par cette cause, et encore plus par le nouveau rhume, l'aphonie a été à-peu-près guérie.

On a de nombreux exemples des corps étrangers dans les cavités internes du corps, qui se sont détruits ou qui ont considérablement diminué avec le temps ; pourquoi ceux formés ou introduits dans les voies aériennes ne pourroient-ils pas éprouver la même *annihilation*.

Je prie le lecteur de me faire grace de l'avoir si long-temps entretenu de ma propre maladie ; mais ce qui m'est arrivé arrive à d'autres, et mes observations pourront leur être utiles, quand ce ne seroit que pour ne pas faire de remèdes contraires ou inutiles.

CONSIDÉRATIONS

SUR

LA NATURE ET LE TRAITEMENT

DE QUELQUES MALADIES

HÉRÉDITAIRES OU DE FAMILLE.

Maxima ortus nostri vis est , nec parum felices bene nati.

FERNEL, *de Morbor. causis.* PATHOL. lib. I. cap. 11.

Lu à la première classe de l'Institut, le 25 janvier 1808.

CONSIDÉRATIONS

*Sur la nature et le traitement de quél-
ques maladies héréditaires ou de
famille.*

On ne peut douter qu'il n'y ait des maladies
qui se transmettent des pères aux enfans ;
ainsi que ceux-ci héritent souvent de leur
ressemblance extérieure en général, ou seulement de leur taille, de leurs traits (1), de
leurs regards (2), de leur voix (3), ils héri-

---

(1) De la couleur de la peau, de leurs cheveux, de
leurs sourcils, de la forme de leur corps, de leur atti-
tude, de leurs gestes, de leur démarche.

(2) Ainsi il y a la vue à la Montmorency, espèce de
strabisme.

La famille de MM. Nanteuil, directeur des messa-
geries, étoit remarquable par d'énormes sourcils noirs,
etc., etc. On cite ces exemples pris au hasard sur
une multitude d'autres.

(3) Les MM. Garat ont tous une belle voix, et tellement semblable que lorsqu'ils chantent ou parlent, on a
peine à les distinguer l'un de l'autre. On croit dans cette

tent de leur santé, de leur force (1) et quelquefois de leurs maladies. Aussi Fernel, ce
grand médecin de Paris, a-t-il dit : *Maxima
ortus nostri vis est, nec parum felices bene
nati* (2). On ne peut se dissimuler qu'il n'y ait
des familles dont les individus parviennent
à une plus longue vieillesse que d'autres,
ce qui a fait dire qu'il y avoit des familles
vivaces et d'autres qui ne l'étoient pas (3).

On peut dire encore que si les enfans ont,
par le physique, de la ressemblance avec
leurs pères, ils leur ressemblent aussi par
le moral. « On voit, disoit Montaigne,
« escouler des pères aux enfans, non-seu-
« lement les marques du corps, mais en-
« core une ressemblance d'humeurs, de

---

famille que la voix leur a été transmise par leur mère qui
avoit une voix superbe et à laquelle celle des enfans ressemble beaucoup.

Il y a des familles dont presque tous les individus
ont de belles ou de mauvaises dents.

(1) *Fortes creantur fortibus.* Horace.

(2) Fernel, *De morborum causis*, lib. I, cap. II.

(3) Haller a cité plusieurs exemples de longévité, ou
de briéveté de la vie dans plusieurs familles : il n'y a
personne qui n'en connoisse.

« complexion et d'inclinations de l'ame (1)».
Cela est bien prouvé par le résultat des exemples qu'on a souvent sous les yeux ; et l'une
de ces ressemblances, physique ou morale,
n'est-elle pas une suite naturelle de l'autre (2)? celle du moral ne seroit-elle pas
plus grande et plus fréquente, si l'éduca-
tion n'y mettoit des différences (3)?

On peut établir que la nature a d'abord
formé l'homme de la manière la plus parfaite
possible, ainsi qu'elle l'a fait à l'égard de tous

_____

(1) *Essais de Montaigne*, pag. 400, édit. Paris,
in-fol. 1652.

Mores ingenerantur a stirpe generis et seminis. Baillou
lib. de calculo.

(2) . . . . . *Gigni pariter cum corpore et una*
Crescere sentimus, pariter senescere mentem.
Lucrèce.

(3) Chacun pourroit citer des familles dont les enfans
sont ingénieux et disposés à profiter de l'instruction
qu'on voudra leur donner, et d'autres familles dont les
enfans sont comme hébétés, incapables de faire aucun
progrès, heureux s'ils peuvent avoir le sens commun.
J'ai sous mes yeux des familles qui donnent les meilleurs
maîtres à leurs enfans, lesquels sont incapables d'en tirer
aucun profit, manquant de conception. Il n'y en a que
trop de cette espèce. On pense bien que je ne me dissi-
mule pas qu'il n'y ait à cet égard beaucoup d'exceptions.

les êtres qu'elle a créés, soit pour la structure de ses diverses parties, soit pour leur
configuration, leur volume, leur situation
et leurs rapports entr'elles. Ainsi, l'homme
de la nature jouiroit de la meilleure santé,
de toutes ses forces, de la taille la plus belle
et la plus régulière; enfin, les facultés morales auroient en lui la plus grande énergie, si quelque cause étrangère ne la trou-
bloit; cela ne peut-il pas être admis comme
une vérité?

Mais que de causes peuvent altérer cette
admirable harmonie : les pères et mères n'ont-
ils pas contracté avant leur mariage des maladies qui ont occasionné dans leurs organes
des affections réelles qui les différencient
d'eux-mêmes à leur origine? Ainsi, en en-
gendrant, ils ont en eux des différences de
leurs pères, qu'ils ont malheureusement acquises et qu'ils peuvent transmettre à leurs
enfans.

La mère, pendant la grossese, n'influe-
t-elle pas beaucoup sur l'enfant qu'elle porte, en l'assimilant, en quelque manière, soit
à elle-même, par la nourriture qu'elle lui
donne, soit en lui faisant ressentir une par-

tie des maux qu'elle éprouve, et en lui en laissant quelques impressions (1)?

L'enfant, en venant au monde, peut donc être bien différent de ce qu'il eût été sans ces causes, pour ainsi dire, étrangères à lui-même, qui le différencient de ses parens, relativement à leur première santé, et qui les rapprochent, au contraire, d'eux, relativement à leurs maladies; et comme le nombre et l'intensité de celles qui sont acquises peuvent augmenter à proportion que ces hommes vivent, quelque forts qu'ils soient nés,

______

(1) Les taches à la peau, plus ou moins étendues et diversement colorées; les excroissances fongueuses plus ou moins saillantes, à pédicule ou à base large, de diverses figures, qu'on a comparées à des figues, à des portions d'animaux, et dont la formation est journellement attribuée sans aucune raison à des envies (*nævi*) de la mère pendant la grossesse, ne sont-elles pas des effets de grossesses pénibles, laborieuses et d'autres fâcheuses dispositions de la mère ? Mais si de pareilles altérations peuvent se former à la peau, ne s'en forme-t-il pas d'autres dans les parties internes auxquelles nous ne faisons pas attention ? Cela est plus que vraisemblable; et de là n'y a-t-il pas des dispositions et morales et physiques qui font que les enfans ressemblent moins à leurs pères ?

les enfans issus de vieillards sont plus disposés aux maladies héréditaires, et ont une plus foible constitution pour les supporter (1).

La nourriture de l'enfant par sa propre mère ou par une nourriture étrangère, pourra encore produire en lui d'autres différences plus ou moins remarquables, relativement au physique et relativement au moral, mais qui l'assimileront de plus en plus à sa nourrice. Aussi quelques anciens médecins, qui la regardoient comme une seconde mère, ont-ils compris parmi les maladies héréditaires *morbi congeniti, connati, seu connutriti,* d'Hippocrate ; *parentales,* de Pline ; *hœreditarii,* de Fernel ; celles que les enfans contractent de leurs nourrices, et elles ne sont, en effet, souvent que trop remarquables.

Hippocrate, Galien, Fernel, Ingrassias,

____

(1) *Senes valetudinarii, imbecilles.... filios vitiosa constitutione gignunt, quâ tandem in morbos similes, hœreditarios idcircò nuncupatos, incurrant, ut parentibus liberi succedant, non minùs morborum, quàm possessionum hœredes.* Fernel, *De morborum causis,* lib. I, cap. 11.

Baillou , Lazare-Rivière , Mead , Boerhaave, Morgagni , Stahl, Senac , Lieutaud , Haller , Zeller , Van-Swieten (1) et d'autres grands médecins (2) qu'il seroit inutile de nommer après ceux-là, ont admis des maladies héréditaires ou de famille , et ont compris dans ce nombre les scrophules, le rachitisme , la manie , l'épilepsie , les convulsions , l'apoplexie , la paralysie , les maladies de la dentition , la phthisie pulmonaire , l'asthme , l'hydropisie , la goutte , la pierre etc. ; et y a-t-il un médecin répandu dans la pratique , dans une grande ville sur-

____

(1) Boerhaave , *Aphor. de curandis morbis*, 1075 ; Van Swieten , ibid. *Morbos ex parentibus propagari in progeniem, innumeris observationibus confirmatur.* — *Aphor.* 1198, tom. IV, pag. 16. Ces savans médecins ont cru, d'après quelques autres , que les maladies pouvoient se transmettre aux petits-fils , sans s'être manifestées chez les enfans immédiats. *Silente sæpe morbo in genitore , dùm ex œvo derivatur in nepotem. Aphor.* 1075 , et cette opinion de Boerhaave est confirmée et par les ressemblances extérieures et par les maladies de famille.

(2) M. Forestier a publié il y a peu d'années une bonne dissertation pour son doctorat. *De morbis aut noxis puerorum in vitiatis, depreyatisve parentibus.*

tout où les exemples de ces maladies sont plus nombreux et plus rapprochés , qui ne se soit convaincu par l'observation que les enfans des pères qui les ont éprouvées y sont ordinairement sujets? Nous disons ordinairement, car il y a, à cet égard, de nombreuses exceptions , même lorsque la légitimité de succession ne doit pas être soupçonnée.

A ces maladies héréditaires ne pourroit-on pas réunir encore le cancer , la cataracte (1) les surdités et le mutisme de naissance. Morgagni a vu trois sœurs muettes d'origine. Les auteurs en ont cité d'autres exemples, et nous pourrions même assurer en avoir vu de semblables. Les herniaires ne doutent pas qu'il n'y ait plus de hernies dans quelques familles, que dans d'autres: aussi, bien loin de restreindre le nombres des ma-

------

(1) Woolhouse , de la *Cataracte*, p. 24. Voyez-en un exemple remarquable dans le *Journal de Paris*, article *Evreux*, 13 décembre 1807.

Nous avons vu trois enfans sur quatre d'une même famille, aveugles de naissance par une amaurose ou goutte sereine.

ladies héréditaires , et encore moins d'en nier l'existence , comme quelques auteurs n'ont pas craint de le faire , nous croyons que leur nombre est très-considérable (1), sans cependant vouloir l'étendre autant qu'Hippocrate le faisoit ; car il croyoit que toutes les maladies tenoient plus ou moins de la paternité , *aliqua quidem ex parte* (2), et que les enfans héritoient plus ou moins du tempérament de leur père (3).

L'opinion d'Hippocrate a été celle des médecins jusqu'à Sennert, Ethmuller, Maurice Hoffmann , qui n'ont voulu reconnoître parmi les maladies héréditaires aucune ma-

***

(1) Haller en a admis un très-grand nombre, *Physiologiæ elementa de semine* , lib. XXIX , sect. II , art. VII.

(2) *Prædict.* lib. II. Selon Fernel, *quocumque morbo cum pater generat, tenetur, eum semine transfert in prolem. de morb. causis.* Pathol. lib. I, cap. 11.

(3) *Ex pituitoso pituitosus , ex bilioso biliosus gignitur, ut ex tabido tabidus , et ex lienoso lienosus ; quid prohibet ut cujus pater et mater hoc morbo correpti fuerunt, etiam posteriorum ac nepotum aliquis eo corripiatur ; semen enim genitale ab omnibus corporis partibus procedit, à sanis sanum, à morbosis morbosum.* Hipp. *De morbo sacro.*

ladie aiguë. Quand à la transmission des maladies chroniques des pères aux enfans, ils
l'ont regardée non-seulement comme possible, mais comme très-commune (1), et c'é-
toit ce que les médecins pensoient assez généralement encore en 1748, lorsque l'Académie des sciences de Dijon proposa pour un de
ses prix, de *déterminer comment se faisoit
cette transmission*. M. Louis, ce célèbre chirurgien qui a fait dans la suite tant d'honneur
à la chirurgie française, au lieu de répondre
au sujet proposé, publia une dissertation
très-bien écrite, comme tout ce qui sortoit
de sa plume, pour prouver qu'il n'y avoit
pas de maladies héréditaires ; mais ce qu'il
a dit contre cette opinion étoit plus ingénieux que fondé en raison.

La difficulté ou plutôt l'impossibilité d'une
explication satisfaisante de la communication
de cette sorte de maladie des pères aux enfans, a plus d'une fois donné lieu à des médecins d'en nier l'existence, comme s'il fal-

____

(1) Stahl admettoit dans les familles une certaine disposition à diverses maladies : *Hœreditaria disposilio
ad varios affectus*. 1706. in-4.º

loit toujours, pour admettre un fait, en connoître la raison; et cependant, par une bizarre contrariété, ces mêmes médecins ne pouvoient s'empêcher de reconnoître la ressemblance extérieure des enfans avec leurs pères, qu'ils ne pouvoient pas mieux expliquer. *Rerum eventa magis arbitror, quàm causas*, disoit Cicéron, *quæri opportere; et hoc sum contentus quod etiam si quomodo quidquid fiat ignorem, quod fiat intelligo* (1).

Étudions les phénomènes de la nature, lors même qu'elle nous cache les moyens qu'elle emploie pour les opérer; la connoissance en est toujours curieuse, et elle est utile, si elle facilite les progrès de l'art de guérir.

La Société royale de Médecine crut, en 1787, devoir demander, pour un nouveau prix: 1°. S'il existe des maladies héréditaires, et quelles elles sont?

2°. S'il est au pouvoir de la médecine d'en

---

(1) Montaigne, qui avoit la pierre dans la vessie, comme son père l'avoit eue, croyoit bien « tenir de lui cette qualité pierreuse (*) ».

(*) *Essais de Michel Montaigne*, lib. II, chap. VII.

empêcher le développement, ou de les guérir lorsqu'elles sont déclarées ?

Des mémoires admis au concours de ce
prix ont été imprimés ; mais ce que leurs
auteurs on dit à ce sujet, ne nous a pas paru
devoir nous empêcher de publier nos remarques, étant le résultat de nos observations anatomiques et cliniques, qui prouve
qu'il y a des maladies héréditaires ou de famille, et qui, de plus, nous paroît conduire
à la connoissance de la nature et du traitement de plusieurs de ces maladies.

Elles consistent non-seulement en des vices
de conformation, plus ou moins grands, des
parties extérieures, mais encore souvent en
d'autres qui sont intérieurs et que l'anatomie démontre, et c'est de ces vices de conformation intérieurs, et de structure aussi, que
proviennent les altérations des fonctions ou
les diverses maladies symptomatiques héréditaires admises par les médecins. Nous tâ-
cherons de le prouver dans ce mémoire.

Parlons d'abord des vices de conformation
extérieurs ; nous traiterons ensuite de ceux
qu'on a reconnus dans les parties internes.

On ne peut s'empêcher de reconnoître des

familles dont les individus ont la tête proportionnellement plus grosse que n'ont généralement ceux d'une autre famille. On en
observe aussi, ce qui est moins commun, qui
ont une petite tête sur un grand corps ; mais
d'autres fois, et dans la même famille, on
reconnoît des crânes rétrécis et alongés, ou
élevés en proportion, ou plus courts et plus
larges, aussi proportionnellement ; ce qui,
du reste, est sans conséquence, relativement
au moral et au physique, si la capacité du
crâne reste la même, comme cela a lieu ordinairement, ainsi qu'Hippocrate et les bons
observateurs l'ont remarqué (1).

(1) Nous ajouterons que rien ne peut tromper davantage sur la capacité du crâne que de la juger d'après le
volume et la forme de la tête ; les os du crâne ayant
quelquefois une très-grande épaisseur, ou étant
très-minces et étant aussi recouverts dans une grande
étendue de muscles qui donnent au crâne en général,
ou à quelques parties de la tête, plus ou moins de
volume. Souvent, lorsque le crâne est convexe d'un
côté, il est proportionnellement plus aplati de l'autre ; ce qui sans doute a déterminé Riolan à blâmer
quelques anciens qui avoient cru pouvoir, d'après le
volume, et la figure du crâne, apprécier la force, la foi-

Revenons aux différences qu'on observe dans les familles : il y en a dont les enfans ont, comme leur père, les os carrés du nez plus relevés, ou plus aplatis (1), ou plus

---

blesse, la rectitude ou la dépravation de l'esprit (a).

Cependant on ne peut disconvenir qu'il n'y ait des vices de conformation du crâne qui influent sur les fonctions du cerveau ; et le défaut ou l'irrégularité du développement des os du crâne, dans le premier âge, en peuvent être la première cause. Hulnaud (b) a remarqué que lorsque leur ossification est trop prompte, les sutures disparoissent et les os se réunissent; d'où il résulte que la cavité du crâne n'augmente pas, du moins autant qu'il le faut pour que le cerveau prenne complétement son libre accroissement ou développement : d'où il résulte encore une altération ou du moins une compression dans cet organe ; et par suite un trouble dans les fonctions physiques et morales. Je crois qu'on ne peut le révoquer en doute; mais le vice scrophuleux qui se transmet dans les familles n'est-il pas une cause fréquente de tous ces désordres dans le développement des parties et des altérations de leur structure. J'ai cité dans mon *Anatomie médicale* quelques faits qui le prouvent (c).

(1) Les enfans ont aussi en naissant la racine du nez

(a) Riolan, *Anthropographie, Comment. De ossibus,* pag. 461, in-fol. Paris, 1649.

(b) *Mémoires de l'Académie des sciences,* 1740.

(c) *Anatomie médicale,* tom. I, pag. 93. *Ostéol.* tom. IV, pag. 92. *Malad. du cerveau.*

longs , ou plus courts, et dont les cartilages ont plus ou moins d'étendue, de mobilité , et sont de figure diverse, articulés
entr'eux plus ou moins strictement et plus ou
moins recouverts d'une substance graisseuse.
Il en résulte que les individus de certaines familles ont un nez d'une forme et d'un volume
qui les distingue des autres: ainsi ceux de la famille dont Saint-Charles Boromée étoit issu,
avoient un gros nez aquilin; remarquable dans
quelques - uns de descendans (1). Les Bour-

---

très-enfoncée , les sinus frontaux n'étant pas encore
développés ; mais lorsque la lame antérieure de ces sinus
se porte en avant , par une suite de leur ossification et
de leur agrandissement, que l'air de la respiration peut
bien favoriser , la racine du nez se relève plus ou moins ,
et à ce sujet il y a de grandes variétés ; dans quelques
familles on voit la racine du nez des individus qui la composent presque de niveau avec le *glabella* ou l'intervalle du front qui est entre les sourcils , et dans d'autres
au contraire , elle reste très-enfoncée ; ce qui donne lieu
à des différences remarquables dans la physionomie ; et
propres à telle ou telle famille ; on n'en doutera pas si
on veut en comparer les divers individus.

(1) Le docteur Grégory , l'un de nos anciens auditeurs ,
qui remplace aujourd'hui avec la plus grande distinction
tion , dans la chaire de médecine théorique et pratique

bons ont presque tous de grands nez, et les individus de la branche d'Autriche ont de grosses lèvres. J'ai connu des familles dont les oreilles sont très - amples et épaisses, d'autre fort petites, presque sans lobule.

Il y en a dont les os de la pommette sont plus ou moins convexes, le bas du menton plus ou moins enfoncé ou relevé, la face plus ou moins ovalaire, ou irrégulièrement triangulaire ou carrée, plus saillante enfin, ou plus aplatie, quelquefois comme tronquée inférieurement par défaut de dévelop

d'Edimbourg, son illustre père, raconte à ses nombreux disciples, pour les convaincre de la ressemblance des enfans de leurs pères, tant pour l'extérieur que pour l'intérieur, qu'ayant été appelé dans une des campagnes d'Ecosse pour y voir une riche héritière malade, il reconnut à la configuration de son nez qu'elle ressembloit au grand chancelier d'Ecosse sous le règne de Charles I, dont on conservoit le portrait, et que l'après-dîner, en se promenant dans le village, il reconnut la même forme de nez dans quelques paysans. L'intendant de la maison, qui l'accompagnoit, lui répondit que cela n'étoit pas étonnant ; puisque ces personnes descendoient des bâtards de cet illustre seigneur (*a*). Combien de ressem
- blance dans les familles ne pourroit-on pas observer, si l'on y faisoit attention ?

(*a*) Communiqué par le docteur Candell.

pement du corps de la mâchoire inférieure.

Dans certaines familles, les individus ont une ample poitrine, et dans d'autres cette cavité est rétrécie, allongée, raccourcie; il en est qui sont à larges épaules, d'autres qui les ont trop rapprochées, et ce défaut coïncide avec celui d'une poitrine trop étroite.

Combien de familles n'a-t-on pas sous les yeux dont les individus sont tous, ou presque tous bossus? J'en connois une à Paris qui en comprend sept; d'autres dont les jambes sont torses, ayant les os du bras, de l'avant-bras, de la cuisse, ou des jambes plus longs ou plus courts proportionnellement qu'il ne faudroit pour la régularité de la taille.

Il y a aussi des familles à grandes ou à petites mains, à courts ou à longs pieds; et quelquefois les irrégularités dans le développement sont en rapport des extrémités supérieures avec les inférieures, ou bien on y observe le contraire.

Nous avons vu à l'Académie des Sciences un homme qui avoit les mains monstrueuses par leur volume; il nous assura que son père les avoit aussi énormément grosses.

Des familles dont M. Morand a fait mention dans un de ses mémoires imprimé parmi ceux de l'Académie des Sciences, année
1769, comprenoient plusieurs *sex digitaires*
ou individus qui avoient six doigts (1).

Les difformités extérieures dans les familles
ont été observées de tous les temps, et les
anciens ne doutoient pas qu'elles ne fussent
héréditaires. Ils étoient tellement persuadés
que les pères ressembloient aux enfans, qu'ils
disoient *macrocephali a macrocephalis*, et
les Latins, *capitones à capitonibus*, *pumilio-
nes à pumilionibus*.

Indépendamment de ces différences, relatives au développement des os, augmenté
ou diminué, généralement ou partiellement,
on a remarqué dans quelques familles des
différences réelles dans le volume des muscles du tronc et des membres. J'en ai vu une
dont le père et les deux enfans, deux gar-
çons, avoient la moitié du corps gauche, relativement aux muscles, beaucoup plus grosse

______

(1) M. de Réamur avoit aussi fait mention de la famille Kalleia, dont quelques individus avoient six doigts
à chaque main et autant d'orteils à chaque pied. *Art
de faire éclore les poulets*, cité par Haller, *Elem.
physiol.* tom. VII, lib. XXIX.

que la droite ; aussi étoient-ils *gauchers ,* comme on dit ordinairement, ou bien se servoient-ils plus habituellement de l'extrémité gauche que de la droite. D'ailleurs , tout le côté gauche étoit en eux plus fort que le droit , ce qui est rare ; car la plupart des hommes et de tous les pays ont le côté droit plus fort que le gauche.

Je connois une famille dont les pères et les enfans ont une telle disposition dans les muscles du nez et des lèvres, et une telle mobilité dans les cartilages du nez, qu'ils ne peuvent parler sans le mouvoir. On voit continuellement, quand ils parlent, la pointe du nez se relever ou s'abaisser.

J'ai connu un seigneur espagnol qui avoit une joue plus grosse que l'autre, l'os maxillaire de ce côté et les chairs qui le revêtoient ayant plus de volume que dans l'état naturel. Il paroissoit au premier aspect avoir une fluxion ; il me dit que son père et quelques oncles avoient une pareille difformité ; cela m'a été certifié par plusieurs Espagnols qui étoient alors à Paris.

uelques auteurs ont aussi fait mention (1)

____

(1) Voyez Arnand , *Mémoires de chrirurgie ,* tom. I, pag. 125 et suiv.

de familles *triorchides* ou à trois testicules, parmi lesquelles on a compté celle de Bergame Colleoni ou Coglioni ; mais à cet égard, il ne faut pas ignorer qu'on peut quelquefois prendre pour un testicule une tumeur contre nature dans les testicules, dans les bourses, quelquefois un épiplocèle.

Combien donc n'a-t-on pas observé de difformités extérieures qui se propagent dans les familles, et combien d'autres n'observeroit-on pas si on y faisoit une attention convenable ?

Mais ces difformités remarquées à l'extérieur n'auroient-elles pas dû conduire à des recherches pour l'intérieur (1)? N'y a-t-il pas des rapports naturels ou morbifiques entre les parties internes et externes ? Tant

---

(1) Si nous en avons parlé si longuement, c'est parce qu'étant bien constatées et même communes, on ne peut raisonnablement s'empêcher de croire que les ressemblances intérieures ont également lieu dans les familles. Je ne doute pas que les anatomistes ne parviennent à en observer beaucoup quand ils dirigeront leurs recherches sur cet objet important. *Et ita*, a dit Baillou, *lustrare opportet intestinas partes*. Consil. med. lib. II. Consil. L.

de faits le prouvent. J'ai recueilli plusieurs exemples de ressemblances extérieures dans des personnes d'une même famille qui ont péri des mêmes maladies que leurs auteurs, ou leurs proches, et je ne doute pas, d'après ces observations, que des recherches suivies sur cet objet n'eussent fourni des résultats bien intéressans : ils auroient appris que certains viscères, dans des individus de quelques familles, étoient plus grands ou plus petits, plus ou moins altérés dans leurs substances ; d'où devoient nécessairement résulter des maladies héréditaires.

Parmi plusieurs faits de ce genre que j'ai recueillis, je me bornerai à dire que j'ai connu deux familles : celle de Vitel, demeurant rue des Saints-Pères, et celle de Ville- ment, marchand parfumeur, marché Saint- Martin, dans lesquelles plusieurs individus sont morts de palpitations de cœur, après leur avoir donné des soins inutiles. J'ai assisté à l'ouverture du corps de deux de ces malades, un de chaque famille, et j'ai reconnu que le ventricule gauche étoit très-dilaté, quoique la paroi de ce ventricule fût énormé- ment épaisse dans ces deux sujets ; et comme

les autres parens étoient également morts
de palpitations de cœur avec des accidens
parfaitement semblables, on peut raisonnablement croire que si on les eût ouverts,
on eût reconnu dans leur cœur la même
altération. Le corps de Vitel fut ouvert
par M. Claude-Michel Martin, et celui de
M. Villement par MM. Cornac et Boyer.

Des palpitations du cœur par anévrisme
de ce viscère ont été bien reconnues et admises par les auteurs, et entr'autres par
Lancisi, qui en a cité des exemples qu'il
avoit observés en Italie, où on en voit encore tous les jours. J'ai été moi-même plusieurs fois consulté pour ces sortes de cas(1)

____

(1) Je ne doute pas que ces palpitations héréditaires,
si l'on juge par celles que j'ai observées, ne soient occasionnées fréquemment par un surcroît d'épaisseur des
parois des ventricules du cœur, provenant d'une espèce
de vice stéatomateux ; mais nous ne croyons pas que les
parois du cœur, quoique plus épaisses, soient pour cela
plus fortes, que l'anévrisme soit actif, comme on l'a
dit dans ces derniers temps ; car alors les parois du cœur,
quoique plus épaisses, par état de maladie, sont moins
fortes, et par là plus susceptibles d'être distendues par
le sang, seul agent de la dilatation du cœur et des vais-

par des Italiens même. La famille de Gon-
zalvi en offre un exemple en ce moment.

N'y a-t-il pas aussi des affections spasmo-
diques nerveuses remarquables dans les familles, soit qu'elles altèrent les fonctions
de l'ame, soit que ces fonctions restent in-
tactes pendant les convulsions ou mouvemens inordonnés des muscles?

Dans combien de familles les épilepsies,
les manies, les affections hystériques, les
tremblemens des membres, ne sont-ils pas
communs? Nous avons vu à Paris le maré-
chal de Beauveau et quatre de ses sœurs
éprouver des tremblemens de tête fort considérables. On pourroit peut-être croire que
ces espèces de convulsions avoient été un
effet de l'imitation de l'un d'eux aux autres
par une imagination frappée, comme on en a
des exemples ; mais cette famille n'étoit
point réunie. On a remarqué que ce trem-
blement de la tête leur étoit survenu à-peu.
près au même âge.

---

seaux affectés d'anévrisme ; ce qui fait qu'alors cet anévrisme est passif comme il l'est lorsque les parois du
cœur sont amincies.

Morgagni nous a transmis l'histoire d'une famille, dont quelques individus sont morts de vomissemens. On trouva dans l'un d'eux l'estomac rétréci, le pancréas dur, comme squirreux , et des concrétions nombreuses qui réunissoient le péricarde au cœur (1).

Enfin, n'y a-t-il pas des familles dont les épiploons sont énormement surchargés de graisse, dont le foie est plus gros, qui ont un ventre plus volumineux que leur taille ne comporte ; et n'observe-t-on pas ce défaut de proportion dans quelques familles(2), défaut qui a été plus d'une fois suivi d'hydropisie, et à l'ouverture du corps desquels on a reconnu des concrétions stéatomateuses. Je pourrois citer plusieurs exemples qui viendroient à l'appui de ce que j'avance.

---

(1) Epist. XXIX , art. 7.

(2) Les Grecs ont appelé les individus de ces familles *physcones*. L'un des Ptolémées a été pour cette raison surnommé par les Egyptiens *Physco*, au rapport de Tite-Live. — Sauvages a connu sous le nom de *physconie* le genre d'intumescence occasionné par l'accroissement contre nature des parties solides du bas-ventre, en y comprenant la graisse.

D'après cela doit-on être surpris qu'il y ait des maladies qui se transmettent dans certaines familles, et que les médecins en aient tenu un grand compte dans la pratique; je le crois, avec une si grande raison, que je désirerois qu'on eût dans chaque famille un registre mortuaire de ce genre. Que de choses curieuses et utiles n'y apprendroit-on pas ?

Mais ces maladies héréditaires, toutes différentes qu'elles paroissent d'abord, proviennent-elles de diverses causes, ou une seule pourroit-elle les produire, du moins pour la plupart ? Cette dernière question nous paroît digne de quelques discussions.

Il est d'abord certain que plusieurs de ces maladies sont annoncées par la configuration externe des parties osseuses, tenant plus ou moins du rachitisme, qui se propage sans aucun doute dans les familles.

La plupart des épileptiques, des maniaques, n'ont-ils pas une conformation extérieure, du crâne en particulier, qui tient plus ou moins du rachitisme ?

Les phthisies pulmonaires ne sont-elles pas annoncées par le resserrement de la poitrine, une mauvaise conformation des côtes, des clavicules, avec saillie des épaules en arrière, *scapulæ alatæ* : donc plusieurs maladies héréditaires tiennent plus ou moins du rachitisme.

Cependant ce vice n'exerce pas tous ses effets visiblement dans la charpente osseuse; il en produit souvent intérieurement, et qui ne sont pas apparens au-dehors. Combien de fois n'en a-t-on pas reconnu dans le bassin des femmes qui paroissoient bien conformées, etc., etc.

Mais le rachitisme, ou l'affection des os qui en change la forme, étant l'effet d'une altération de la lymphe, bien reconnue par les symptômes de la maladie et par le résultat de l'ouverture des corps, l'altération de ces substances par la même cause ne peut-elle pas avoir lieu en d'autres parties internes, sans que les os en soient eux-mêmes visiblement affectés? Cela n'est pas douteux, ou, pour mieux dire, cela est démontré par mille faits.

Alors, quelque diverses que ces maladies paroissent, ne sont-elles pas les effets d'une cause commune qui ne diffère que par quelques modifications, que par la diversité des différens organes affectés dont les fonctions sont diversement troublées ? Nous ne croyons pas qu'il puisse y avoir aucun doute à cet égard.

Ainsi qu'il y a des scrophuleux qui ont des congestions stéatomateuses dans les parties internes, sans avoir les glandes du col engorgées, de même le rachitisme, qui est l'effet du vice scrophuleux, surtout celui qui est héréditaire, peut donner lieu au développement plus ou moins irrégulier du corps ou de quelques-unes de ses parties, ou à un défaut même de nutrition; tellement que certaines parties acquièrent un surcroît de volume et que d'autres en perdent; ce qui nécessairement donne lieu à des maladies qui se propagent dans les familles comme le vice scrophuleux s'y transmet visiblement lui-même quand il est bien caractérisé.

Le cerveau des maniaques, des épileptiques, des apoplectiques d'origine, soit que les crânes des sujets qui sont morts de ces maladies aient plus ou moins de difformité, comme cela est très-ordinaire, soit qu'ils paroissent dans leur état naturel, est toujours plus ou moins endurci par des matières stéatomateuses, et particulièrement la moëlle allongée et les parties du cerveau voisines, comme il l'est dans les scrophuleux. C'est un fait bien prouvé par les observations anatomiques.

Sur divers exemples de ce genre que je pourrois citer, je ne rapporterai que celui d'un jeune homme mort d'épilepsie, dont la mère étoit atteinte d'un vice scrophuleux, bien manifeste dans les glandes du col, et qui étoit aussi sujette elle-même aux accès d'épilepsie. Le jeune homme étant mort d'une apoplexie à la suite d'un accès d'épilepsie, comme cela arrive presque toujours, j'en fis faire l'ouverture par M. Marchand, alors mon prévôt d'anatomie ; il reconnut dans la moëlle allongée et dans les productions du cerveau et du cervelet qui y sont rapprochées, un endurcissement presque cartilagineux ; du reste il n'y avoit aucun vice apparent dans les os du crâne.

Les anatomistes ont également reconnu de pareils endurcissemens dans le cerveau, et encore quelquefois en d'autres organes, de la poitrine, du bas-ventre, avec des engorgemens dans les glandes lymphatiques, dans des sujets qui avoient éprouvé la manie ou qui étoient morts d'apoplexie, et dont les parens avoient eu la même maladie, et également sans aucun vice de conformation du crâne.

Mêmes altérations ont été reconnues dans des sujets dont l'esprit avoit été diversement aliéné, soit qu'il y eût en eux quelque vice apparent dans la conformation du crâne, soit qu'ils eussent eu quelques symptômes du vice scrophuleux, ou sans qu'aucune de ces affections morbifiques eût été annoncée en aucune manière par des signes extérieurs ; mais les endurcissemens du cerveau n'étoient-ils pas de la même nature ? Pourroit-on leur en attribuer d'autre ?

Quant aux maladies de la dentition qui font périr tous les jours des enfans des mêmes familles, si on en recherche la cause, on la reconnoît fréquemment dans le rachitisme, plus ou moins annoncé par la conformation vicieuse des os du crâne en général, et de ceux de la face ou des autres os. Je me suis plusieurs fois convaincu par l'ouverture de leur corps qu'il y avoit des endurcissemens remarquables dans le cerveau, et souvent, lorsque d'autres parties de ce viscère étoient ramollies, que son volume étoit considérablement augmenté, ses circonvolutions étant entièrement effacées (1), ou à peu près, que ses ventricules étoient pleins d'eau, et qu'il y en avoit aussi beaucoup d'épanchée entre les membranes de ce viscère.

Mêmes altérations sont tous les jours reconnues dans les poumons de ceux qui périssent par la phthisie pulmonaire scrophuleuse, phthisie qui se propage dans les familles, comme nous l'avons bien prouvé dans l'ouvrage que nous avons publié sur cette maladie.

Ceux qui composent cette sorte de famille sont destinés à périr de la phthisie pulmonaire, par une disposition héréditaire des organes. *Quasi jure parentum tabidâ stirpe sati*, disoit le grand Fernel; et cette disposition, comme nous nous en sommes plusieurs fois convaincus par l'ouverture des corps, consiste en un engorgement des glan-

---

(1) Voyez dans *l'Anatomie médicale* quelques exemples semblables, tom. IV, art. *Cerveau*.

des lymphatiques du corps en général et des poumons en particulier, par la gélatine et l'albumine qui s'y sont concrétées, ainsi que dans le tissu cellulaire des poumons, autour de ces glandes et ailleurs; d'où résultent des congestions stéatomateuses qui tournent à une mauvaise suppuration, avec une destruction plus ou moins étendue de la substance des poumons.

Plusieurs phthisiques sont morts avant que cette destruction eût lieu, et n'ayant pas craché de pus, ce qui n'étoit pas étonnant. D'autres n'en ont pas craché non plus, quoiqu'il y eût divers ulcères stéatomateux dans les poumons, mais sans doute parce qu'alors il n'y avoit pas de communication de ces foyers de mauvaise suppuration avec les bronches.

D'autres familles, cela est moins commun, sont ravagées par la phthisie mésentérique, hépatique, splénique, et ces maladies souvent héréditaires, si on veut bien y réfléchir, sont les effets d'un vice stéatomateux que les ouvertures des corps font évidemment reconnoître.

Toutes ces phthisies d'origine, quoiqu'affectant divers organes, proviennent donc de la même cause.

Quelquefois un dépôt extérieur qui s'est heureusement formé a sauvé des individus de la mort la plus imminente.

On a vu des maladies du cerveau, de la poitrine surtout, guéries par des abcès survenus aux parotides, aux aisselles. On en a vu, ayant leur siége bien reconnu dans le bas-ventre, et dont on n'attendoit que la plus mauvaise issue, finir heureusement par quelques congestions dans les extrémités inférieures, souvent dans les aines. Qu'on lise les ouvrages de Pringle, de Lieutaud et d'autres médecins et chirurgiens célèbres auxquels nous pourrions joindre les nôtres, et l'on sera pleinement convaincu des heureux effets de cette sorte de métastase.

Souvent encore les maladies héréditaires se remplacent les unes par les autres ou se succèdent. On a vu dans la même famille un enfant maniaque et l'autre épileptique, ou le même individu éprouver tantôt l'une de ces maladies et tantôt l'autre, et finir par périr d'apoplexie.

Ces changemens ou permutations des maladies du cerveau étonnent moins quand on sait que les anatomistes ont souvent reconnu les mêmes altérations de ce viscère dans des sujets morts d'apoplexie ou d'épilepsie, de manie ou de stupidité. Cependant, comme on ne peut croire qu'une même cause puisse produire des effets si divers, nous devons en conclure qu'elle peut si peu différer quelquefois par sa nature ou par son siége que nous ne puissions en reconnoître les différences.

Mais les maladies héréditaires du cerveau sont remplacées quelquefois par d'autres ayant leur siège plus ou moins éloigné de ce viscère, ou bien elles succèdent à celles-ci, si elles n'existent pas déjà. Quelle métamorphose dans ces maladies ! Combien ne seroit-il pas curieux d'en bien connoître les variations, qui ne sont souvent qu'apparentes !

Combien de malades ont péri d'hydropisie de poitrine ou d'autres hydropisies, qui fussent morts de la phthisie pulmonaire s'ils eussent vécu plus long-temps, leurs poumons ayant été trouvés pleins de concrétions stéatomateuses. Il en est qui sont morts d'hémorrhagies par cette seule cause qu'on a éga-

lement bien reconnue après la mort, lesquels eussent éprouvé sans cet accident tous
les symptômes ordinaires de la phthisie pulmonaire.

Dans des familles dont les individus périssoient de cette maladie ; il y a eu des épileptiques avec de vicieuses conformations du
crâne. Je connois une petite ville du département du Tarn dont les individus de quelques familles sont atteints successivement
de manie, d'épilepsie ou de phthisie pulmonaire ; quelquefois cependant cette maladie
est plus heureusement remplacée par une
autre.

Dans une famille de Paris, très-connue,
dont plusieurs aïeux étoient morts de la
phthisie pulmonaire, deux enfans sont morts
sous mes yeux de la même maladie. Une troisième, qui en avoit toutes les dispositions,
est devenue très-bossue, et depuis n'a eu
aucun symptôme qui pût faire craindre pour
sa poitrine.

Je pourrois citer d'autres familles ravagées par la phthisie pulmonaire, dont quelques individus restés bossus, ont échappé à
la maladie d'origine dont ils étoient menacés.

J'en connois une autre au contraire dont les individus, au nombre de sept, dont j'ai déjà parlé, sont bossus et vivans, et dont deux enfans sont morts de la phthisie pulmonaire scrophuleuse.

Ces exemples méritent d'être cités, sans croire cependant que toutes ces difformités de la taille puissent garantir de la phthisie pulmonaire, car au contraire on observe souvent qu'elles surviennent, soit avant, soit pendant le cours de la maladie de poitrine. Mais, sans doute, que dans les cas cités et autres de cette nature, le vice scrophuleux s'est naturellement prescrit des bornes, ou qu'on en a diminué ou détruit les effets ultérieurs par quelque traitement.

Ces sortes de maux stéatomateux se propagent donc dans les familles, sous la même ou sous diverses formes; et cela étant ainsi, ne doit-on pas croire qu'il est la cause, sinon unique, du moins la plus commune et la mieux connue des configurations diverses dans les familles et des maladies héréditaires, comme cela est prouvé par le résultat des observations que nous venons de rapporter.

En preuve de cette opinion, nous ajouterons que des vices qui se propagent dans les familles et sous leur véritable forme, le scrophuleux est de tous le mieux connu, *eo autem terribilius est hoc malum quod a parentibus ad parentes sœpè transit*, disoit le célèbre Méad, *et hœreditate quam cœpit haud facile se privari sinit* (1).

Quand nous disons sous la véritable forme, nous entendons avec des engorgemens, des suppurations et ulcérations de mauvaise nature dans les glandes du col et autres glandes lymphatiques extérieures, celles des aisselles, des aines, etc.

Mais le vice scrophuleux pourroit exister sans toutes ces marques extérieures; il réside souvent dans le mésentère, sans affection des glandes du col; et c'est même dans le mésentère que les anciens en avoient fixé le siége immédiat. *Notabis*, a d'abord dit Riolan, d'après divers auteurs qui l'avoient précédé, *mesenterium.... strumarum radicem ac fundamentum esse, nec foras erum*-

____

(1) Mead. Monita, *De strumis*.

pere unquam, nisi mesenterium strumosum fuerit (1).

Mais cette assertion est trop générale, le mésentère n'étant pas toujours engorgé de concrétions stéatomateuses dans des sujets qui ont cependant ailleurs de pareils engorgemens ; aussi Riolan l'a-t-il restreinte dans son *Manuel anatomique* où il se contente de dire qu'il est rare que les scrophules sortent en dehors, en grande quantité, sans qu'il y en ait dans le mésentère.

Il est reconnu aujourd'hui qu'il n'y a point de partie dans le corps qui ne puisse être affectée du vice scrophuleux. On peut à ce sujet lire les belles observations de Morgagni (2), et celles rapportées par d'autres auteurs. On en trouvera d'intéressantes dans les mémoires de l'Académie de chirurgie.

C'est peut-être même en pratique une erreur des plus funestes de ne vouloir reconnoître les vices scrophuleux, vénérien, scorbutique, que lorsqu'ils affectent les parties

---

(1) *Anthropogr.* lib. II , in-fol. Paris , 1649. p. 108. — Mes *observations sur le rachitisme*, pag. 185.

(2) *Epist.* art. 27 , 28, 29.

qu'ils ont coutume d'altérer. Des observations, infiniment nombreuses, ayant prouvé que ces mêmes parties n'avoient pas été affectées dans des sujets qui étoient évidemment morts des ravages que l'un ou l'autre de ces vices, seul ou réuni à quelqu'un d'eux, avoit fait dans des viscères essentiels à la vie.

Enfin, quand je considère qu'on trouve dans ceux qui sont morts des maladies dont je viens de parler, les mêmes altérations que dans les personnes atteintes des écrouelles, et dans des organes divers, je ne puis m'empêcher de regarder le vice scrophuleux comme la cause principale et la mieux reconnue de ces maladies héréditaires, sans prétendre nier l'existence de quelque autre ; mais qui n'est encore indiqué par aucun signe, du moins connu.

Mais dira-t-on, l'asthme, l'hydropisie, la goutte, la pierre, qui sont des maladies communes dans quelques familles, et que les médecins ont, par cette raison, compris parmi les maladies héréditaires, pourroient-ils provenir de la même cause, ou du moins en participer de quelque manière ? Cela ne paroît pas aussi évident d'abord, parce que leur transmission dans les familles n'est pas si fréquente, ensuite parce qu'elles n'ont pas si souvent avec le vice scrophuleux des rapports si immédiats.

Cependant il n'est pas rare d'observer dans ces maladies, que la gélatine et l'albumine sont plus ou moins atteintes d'épaississement ou d'autres altérations comme dans d'autres maladies héréditaires ? Qui ne sait que l'asthme est ordinairement occasionné par des concrétions diverses du poumon, et principalement par des engorgemens des glandes lymphatiques en général et bronchiques en particulier, souvent cette maladie étant en même temps réunie au vice de configuration dans la charpente osseuse ?

Qui ne sait que l'on trouve en général dans ceux qui périssent d'hydropisie, des engorgemens, des endurcissemens gélatineux, albumineux dans le cerveau, les poumons, le foie et dans d'autres organes, mais surtout qu'on les reconnoît à l'ouverture du corps de ceux qui ont péri d'une hydropisie héréditaire, car il n'est pas douteux qu'il n'y en ait de cette espèce ?

De plus, l'albumine, dans les hydropisies
en général, et dans l'héréditaire plus particulièrement encore, est concrète et forme
des corps polypeux dans les cavités du cœur,
dans celles des vaisseaux sanguins, des veines
surtout. Ainsi l'hydropisie héréditaire est
l'effet fréquent d'un vice qui concrète l'albumine et qui en sépare la sérosité; cause égale
à celle que nous avons reconnue dans les
autres maladies héréditaires dont nous avons
parlé.

Mais la goutte, la pierre, qui sont communes dans quelques familles, attaquant
quelquefois le même individu à-la-fois, ou
se succédant l'un à l'autre, ou l'une existant
dans quelques-uns de ces individus, et l'autre dans quelque autre; la goutte et la pierre
pourroient-elles provenir d'une cause semblable à celle qui donne lieu aux autres maladies héréditaires ?

Il est certain, quant à la goutte, qu'elle
est souvent réunie aux rachitisme, de toutes
les maladies héréditaires la plus commune,
ou du moins la mieux reconnue. Les extrémités des os des goutteux formant les articulations sont gonflées, et leur substance

est tantôt ramollie et tantôt plus cassante ,
comme le sont les os des rachitiques.

On peut encore dire qu'en général les os
des goutteux perdent de leur poids, à proportion que les congestions arthritiques sont
considérables, comme si elles étoient formées de la substance qui auroit dû se porter
dans les os en général; et qui en seroit dé-
tournée, pour se porter dans ou autour des
articulations.

La goutte et le rachitisme ont donc des
rapports qu'on ne peut méconnoître.

Mais la pierre en a-t-elle avec la goutte ?
L'une et l'autre sont formées par des congestions dont une matière mucoso-albumi-
neuse plus ou moins concrète fait en quelque
manière le canevas, et auxquelles sont réunies d'autres substances dont plusieurs ont
encore quelques rapports. Ce qu'il y a de
certain, relativement à l'observation médicale, c'est que la goutte, la pierre, surviennent souvent au même individu, comme les
médecins de tous les temps l'ont observé, et
comme nous l'observons tous les jours ; ils y
ont encore compris l'asthme, qui en effet
s'y réunit souvent pour se terminer lui-même
par l'hydropisie de poitrine.

Ne paroîtroit-il pas, d'après ce qui a été dit, que les maladies héréditaires tiennent plus ou moins du vice scrophuleux, en *premier lieu* le rachitisme, la phthisie pulmonaire, l'épilepsie et autres maladies du cerveau, surtout avec mauvaise conformation du crâne, et, en *dernier lieu*, l'hydropisie ; l'asthme, la goutte et enfin la pierre, etc.

Mais pourquoi, si les maladies héréditaires ou de famille proviennent d'une cause semblable ou à peu près semblable, ne se développent-elles pas toutes aux mêmes époques de la vie ? Il est en physique et en médecine surtout, une multitude de faits bien reconnus dont on ne peut donner une raison satisfaisante, et ceux-ci sont bien de ce nombre ; ce qu'il y a de certain, c'est que l'hydropisie de la tête, ou l'hydrocéphale de famille est commune aux enfans du premier âge ;

Que les convulsions sont un effet très-fréquent de la dentition laborieuse ;

Que la formation des écrouelles au col survient ordinairement vers l'âge de sept ans, ou quelquefois au moment de la puberté, époques auxquelles les affections épileptiques se manifestent aussi ordinairement ;

Que la phthisie pulmonaire scrophuleuse de famille enlève les individus depuis l'âge de dix-huit jusqu'à trente-trois, trente-quatre ans, et plus tard quelquefois, car des enfans sont morts de cette maladie avant leurs pères, qui en ont ensuite également péri (1);

Que l'hydropisie de poitrine, abdominale, ou l'anasarque, étant les effets fréquens des engorgemens stéatomateux des poumons et des viscères abdominaux, fait périr les individus depuis quarante jusqu'à soixante ans;

Que l'apoplexie, la paralysie, les font également mourir vers cet âge, et plus tard encore. Ainsi les maladies héréditaires surviennent à des époques plus ou moins éloignées de la naissance, quoiqu'il n'y ait rien d'absolument constant, tant d'exceptions contraires à cette règle ayant été observées; cependant le résultat général n'est pas moins digne d'être remarqué (2).

---

(1) J'ai cité plusieurs de ces exemples dans mes *observations sur la phthisie pulmonaire.*

(2) Plusieurs personnes qui ont connu les deux frères MM. de Lacurne de Sainte Palaye, savent qu'ils sont des

15

Mais de quelle nature est le vice scrophuleux lui-même, qui occasionne des maux
héréditaires ou de famille qui nous paroissent si divers? Les difficultés se multiplient
à proportion qu'on veut approfondir quelque point de doctrine, et surtout dans l'art
de guérir. Nous ne connoissons pas mieux la
nature du vice scrophuleux que celle du vice
vénérien, scorbutique et autres (1); nous ne

---

venus bossus à un âge avancé et presque à la même époque. Que de choses inexplicables !

(1) Fernel s'est contenté de dire, à l'égard de la cause
de la propagation du vice de l'éléphantiasis : *Tanta est
divinæ illius procreatricis facultatis energia , ut in
semine intemperato ac prorsus impuro consistens:
corporis partes fingat.* Fernel, *Pathol. de elephant.*,
cap. XIX , première colonne, édit. Paris, 1579.

Montaigne , qui admettoit les maladies héréditaires ,
et qui croyoit tenir la goutte de son père , s'est cependant amusé à plaisanter sur des explications bizarres que
les médecins donnoient à la transmission des maladies des
pères aux enfans. Tout cela ne fait que prouver que l'on
ne peut très-souvent donner une bonne explication d'un
fait bien prouvé.

Edmund de Meara dans son traité de *Pathologia
hereditaria.* Dublin, 1619, (Bibl. Mazarine.) se contente d'attribuer la cause des maladies héréditaires, après
quelques auteurs , à une matière crasse , épaisse hété-

les connoissons que par leurs effets ; les ouvertures des corps ayant offert plusieurs fois
aux anatomistes les mêmes altérations des
parties dans ceux qui étoient morts du vice
vénérien bien reconnu , que dans ceux qui
avoient eu de véritables scrophules. On sait
que ce vice dégénéré , point traité ou mal
traité, a été suivi de l'affection scrophuleuse ,
et c'est d'après ces observations tant de fois
réitérées, que des médecins anciens et modernes n'ont pas balancé de proposer le
même remède pour le traitement du vice
scrophuleux que pour le vénérien : *Lues
venerea et strumœ et elephas , aliquid habent*

---

rogène dans le sang et dans la liqueur prolifique; cette
explication est sans doute insignifiante , mais ce médecin
croyoit qu'en détruisant cette cause , on empêcheroit la
transmission des maladies des pères aux enfans.

Baillou disoit à ce sujet avec beaucoup de réserve ,
*Semini enim nescio quœ vis impressa est , quœ ut
valet ad speciem , ita latenter morbosam diathesin
devehit et transfundit ; ea quœ vis insita est tan-
quam tradux , ut ex macrocephalis macrocephali
generentur , et ita lustrare oportet intestinas partes
opera omnia.* Baillou , t. III , pag. 267. lib. II. Consil.
Voyez aussi tom. III , p. 293.

cognatum, *ideo* dit Baillou dans quelques endroits de ses ouvrages : *Affines sunt luces venerea strumæ et elephas ut eodem remedio curentur.* Astruc a également établi que le vice scrophuleux étoit souvent un vice syphilitique dégénéré, et Bouvart, Baader, Lalouette et autres habiles médecins et chirurgiens ont, dans ces derniers temps, fourni de nouvelles preuves à cette opinion qui les a plusieurs fois dirigés dans une heureuse pratique.

On a eu à Paris, il y a une cinquantaine d'années, une preuve trop remarquable de la dégénérescence du vice vénérien en vice stéatomateux et rachitique, pour ne pas la rappeler ici.

On fut frappé du nombre considérable d'enfans qui étoient atteints d'engorgemens dans les viscères abdominaux, d'une grosse tête et difforme, de courbures de l'épine, de déviations des membres, du rétrécissement de la cavité de la poitrine, et dont quelques-uns périssoient phtisiques, de convulsions, ou restoient stupides. On remarqua dans le corps de quelques-uns de ces enfans des engorgemens des

glandes lymphatiques au bas du visage, du
cou, des aisselles, des aines, et enfin on découvrit dans quelques-uns d'eux des pustules à la peau, des chancres aux lèvres, aux
parties de la génération ; et comme la plupart
de ces enfans avoient été nourris à la campagne, on ne douta pas qu'ils n'eussent contracté de leur nourrice la cause de leurs
maux. On découvrit qu'un grand nombre
de ces enfans avoient été nourris à Montmorency et lieux voisins ; le gouvernement crut
devoir y envoyer deux medécins, pour découvrir la cause du mal et pour l'arrêter, s'il
étoit possible, dans son cours. MM. Morand
père et Lassonne, membres de l'Académie
des Sciences, furent chargés de cette com-
mission. Ils découvrirent dans les nourrices
des traces du vice vénérien plus ou moins
dégénéré : un grand traitement fut administré, et les nourrices devinrent saines et capables de fournir dans la suite un meilleur
lait à leurs nourrissons. Ainsi le mal fut ar-
rêté dans sa source. La plupart des enfans
furent traités avec les mercuriaux réunis
aux anti-scorbutiques, et ceux dont le mal
n'étoit pas trop ancien ou qui n'avoit pas

fait de grands progrès, guérirent, leurs membres même se redressèrent; mais ceux qui ne furent pas bien guéris, et qui, cependant dans la suite contractèrent le mariage, n'engendrèrent-ils pas des enfans qui furent malades comme eux et encore pire? Cela est hors de doute, et ce qui est encore très-probable, c'est que la nature de leur maladie aura été d'autant plus difficile à connoître, que le vice vénérien ne se sera pas manifesté aux parties de la génération, mais par des maux divers.

Ce qui fut arrivé à l'égard de ces malades par origine rachitiques, phthisiques, maniaques, épileptiques, etc., n'a-t-il pas tous les jours lieu à l'égard de plusieurs de ceux qui nous consultent, qui savent bien que leurs pères ont été atteints des maux qui les affligent, mais qui en ignorent la première cause?

A combien de pays cette observation ne seroit-elle pas applicable! N'y en a-t-il pas dans lesquels les espèces dégénèrent par une pareille cause plus ou moins prononcée? On est généralement persuadé que cela est arrivé en diverses contrées d'Espagne; plusieurs médecins habiles de cette nation m'ont dit en être bien persuadés : il n'y en a pas où on observe plus de rachitiques, de phthisiques, d'épileptiques et même de maniaques ; c'est un fait constant (1). Nous pourrions citer en France des lieux où ils sont proportionnellement plus communs, Paris, Lyon, Orléans, Béziers, etc., etc.

Un ville du département du Tarn dont j'ai déjà parlé et qui est pleine de ces divers maux, tenant plus ou moins des scrophules, a été primitivement infectée par deux ou trois mauvais mariages. Des enfans qui en sont issus se sont mariés ensemble, et ainsi les maux héréditaires s'y sont successivement multipliés. Ces exemples confirment de plus en plus combien il seroit utile de veiller aux mariages, pour ne pas en laisser contracter de si funestes à la propagation des belles races d'hommes : *Quam præclare humano generi consultum videretur,* disoit

____

(1) M. d'Aranda, ambassadeur d'Espagne, m'a souvent dit qu'il faudroit faire faire une quarantaine médicale à une grande partie des habitans de quelques provinces d'Espagne.

Fernel, *si soli parentes bene habiti, atque
sani, liberis operam darent* (1). Mais enfin,
quand cela n'a pas été fait, ce qui n'est malheureusement que trop commun, il faut du
moins s'occuper à prévenir, par un bon
traitement chez les enfans les maux auxquels
ils sont dévoués en naissant, et divers faits
de pratique bien constatés annoncent qu'on
peut y réussir.

Convaincu de l'avantage des préparations
mercurielles contre les maladies héréditaires
scrophuleuses, je ne fus pas surpris, au commencement de ma pratique, de les voir prescrire par le célèbre Bouvart, dans le rachitisme. On connoît le grand usage qu'il a fait
dans cette maladie, du sirop du médecin
Bellet ; préparation de ce genre. Je l'ai d'a-
bord imité dans ma pratique, dans cette sorte
de cas, et j'eus des succès étonnans ; mais
dans quelques circonstances, n'ayant pas également réussi, je vis que cela provenoit de
ce que le rachitisme étoit plus ou moins
compliqué du vice scorbutique, soit que le
vice vénérien eût ainsi dégénéré, comme

---

(1) *De causis morborum*, lib. I, cap. XI.

cela a ordinairement lieu quand il est ancien, soit que celui ci eût été essentiellement réuni au vice vénérien quand il avoit été contracté, ou autrement.

J'associai donc au remède anti-vénérien les anti-scorbutiques reconnus : la lenteur et la mauvaise digestion, la débilité des malades me détermina à y réunir les amers.

Ces remèdes furent prescrits à des proportions diverses, selon les circonstances ; tantôt insistant sur les mercuriaux seuls ; tantôt en les associant aux anti-scorbutiques ; quelquefois conseillant ceux-ci à haute dose, et à peine réunis aux mercuriaux ; d'autrefois insistant beaucoup sur les amers (1), avec

---

(1) Ces remèdes ont été prescrits sous des formes bien diverses : tantôt on a conseillé les frictions mercurielles à très-petite dose et plus ou moins éloignées et multipliées, en même temps que les malades prenoient tous les jours le matin, à jeun, seulement, ou tous les soirs, encore, une ou deux cuillerées de sirop anti-scorbutique et quelquefois de sirop amer, ou du vin, ou poudres, ou pilules de même genre, avant dîner.

On a prescrit d'autres fois des pilules ou les extraits amers, avec quelques grains de mercure doux, les sucs anti-scorbutiques, ou le sirop ou le vin immédiatement par-dessus ou en d'autres momens de la journée.

des bains , un vésicatoire , ou un cautère ;
toujours une bonne nourriture et des exer-

La solution du sublimé corrosif dans de l'eau pure ,
mêlé à quelque boisson adoucissante et dépurative, de
manière que le malade prit depuis un dixième ou huitième
de grain jusqu'à un demi-grain par jour, et pendant plus
ou moins de temps, selon qu'on croyoit devoir plus ou
moins insister selon l'usage des mercuriaux ; le vice vénérien étant plus ou moins prononcé, on a donné le sirop
de Cuisinier à très-petite dose, ainsi que celui de Bellet,
et autres sirops mercuriels, tous ces remèdes contenant
plus ou moins de mercure.

Réunis à l'usage des anti-scorbutiques et des amers ,
pris à la fois ou en divers temps de la journée, ces remèdes ont été efficaces , mais surtout lorsqu'ils ont été
variés et prescrits selon les doses indiquées par la maladie et la disposition du malade. Aussi pour simplifier le
traitement et éviter des erreurs dans celui des enfans
surtout, on s'est permis de réunir les mercuriaux aux
anti-scorbutiques, aux amers ; dans une seule mixtion
en forme de sirop, et les avantages qu'on a obtenus d'un
pareil remède tout informe qu'il est pharmaceutique-
ment, n'ont pas été inférieurs à ceux qu'on avoit déjà eus
en les prescrivant séparément. Ce n'est qu'après l'avoir
conseillé à une multitude d'enfans , et après avoir fait
imprimer un volume in-8.º plein de succès (a), qu'on a

(1) *Observations sur la nature et le traitement du rachitisme.*
Paris , 8.º 1797.

cices convenables. Et combien de succès de ce genre n'ai-je pas obtenus! Combien d'enfans dont l'épine étoit très-déviée ou dont les extrémités commençoient à se courber, ont été évidemment redressés? Combien d'autres chez lesquels le rachitisme avoit des effets plus bornés aux os du crâne, de la poitrine et autres, ont été parfaitement guéris.

---

remarqué que dans cette espèce de sirop il y avoit toujours eu du précipité mercuriel. On l'a également reconnu dans le sirop de Bellet, dans celui de Cuisinier, mais plus ou moins considérable, malgré cependant que ces sirops aient tous les jours des succès dans la pratique ; à la vérité ceux qui les administrent ont le soin de bien remuer la bouteille toutes les fois qu'ils donnent le remède ; cependant, pour rendre leur usage plus sûr et pour prévenir toutes sortes d'inconvéniens, après avoir indiqué à M. Bouillon de Lagrange tous les ingrédiens que je désirois faire entrer dans la confection du sirop mercuriel anti-scorbutique amer, cet habile chimiste a bien voulu donner une nouvelle manière de le préparer, et il l'a fait connoître dans le *Journal du pharmacien*, n.º 180. M. Salmade a rapporté cette formule dans son *Traité sur la maladie de la lymphe* ; nous la rapporterons encore ici, et même simplifiée, pour qu'on puisse faire facilement ce sirop dont l'usage est aujourd'hui très-

J'ai rempli un ouvrage que j'ai publié
sur le rachitisme, de cette sorte de cures,

---

connu, et devant l'être d'autant plus qu'on en connoîtra
mieux les effets; sans prétendre lui donner aucune préfé-
rence sur tout autre traitement, consistant dans la réunion des mercuriaux, des anti-scorbutiques et des amers,
prescrits à des proportions diverses selon la nature des
cas.

Sirop anti-scorbutique dépuratif.

Prenez..
- Racines de gentiane.... demi-once.
- Racines de garence.... deux gros.
- Quinquina........... *idem.*
- Raifort sauvage....... demi-once.
- Cresson de fontaine.... suffisante quantité.
- Cochléaria........... *idem.*
- Sublimé corrosif (muriate sur-oxigené de mercure.)............ deux grains.

On fait bouillir les racines avec le quinquina dans deux
livres d'eau, réduites à une ; on passe la décoction, on
ajoute une livre et demie de sucre en cassonade, on cla-
rifie avec deux blancs d'œufs ; on faire cuire le mélange
en consistance de sirop, on le passe.

D'une autre part on pile dans un mortier les feuilles
de cresson, de cochléaria et la racine de raifort; on ex-
prime pour avoir six onces de suc que l'on filtre à froid,
on ajoute onze onces de sucre réduit en poudre grossière,
on chauffe au bain-marie et on ajoute ce sirop au premier.

qui sont généralement connues à Paris, et surtout dans le faubourg Saint-Germain, où plusieurs ont eu lieu dans des familles bien intéressantes.

Je pourrois encore ajouter que la méthode que j'ai adoptée pour le traitement des rachitiques a eu des succès multipliés, ayant été mis en usage par d'autres médecins; on pourroit s'en convaincre en lisant l'ouvrage que je viens de citer, et les traductions qui en ont été données en allemand et en italien, où diverses observations confirmatives ont été rapportées.

Ce n'est cependant pas qu'avant et depuis sa publication, on n'ait célébré d'autres remèdes; mais j'ose assurer que les décoctions de plantes apéritives, de la garance, de l'éclaire, du houblon qu'on a tant vantées, ainsi que l'extrait de ciguë seul ou réuni à l'opium, ni les autres extraits d'arum, d'aconit, de pulsatile, ni les sucs dépurés de diverses plantes amères, ni les préparations

Enfin l'on fait dissoudre le sublimé dans environ un gros d'alcool, et on le mêle exactement au sirop.

Tels sont les ingrédiens du sirop anti-scorbutique dont j'ai fait un si grand usage, et telle est la méthode de le préparer que M. Bouillon-Lagrange a proposée.

de barite, ni de plomb, ni les bains de mer;
etc., etc.; j'ose assurer, dis-je, qu'aucun de
ces remèdes n'opère des effets si efficaces
que le traitement recommandé par Baillou
et prescrit par Bouvart, que j'ai adoptée avec
quelques changemens relativement aux circonstances. Si d'autres remèdes ont quelquefois été utiles, c'est qu'ils ont été ordonnés
contre de simples engorgemens gélatineux
et albumineux (1), sans aucun vice véritablement scrophuleux, et sans doute qu'a-
lors leur usage a pu être couronné du succès : quel est le praticien qui n'en a pas eu
de ce genre?

Le docteur Amelung a publié, il n'y a pas
long-temps, quelques observations sur l'heureux traitement des ulcères internes et sur
celui du poumon principalement, consti-
tuant la phthisie pulmonaire scrophuleuse

____

(1) Dans le *Mémoire sur les maladies de l'épiploon*,
imprimé dans le volume de l'Académie des sciences, 1771,
j'ai prouvé qu'il y avoit des engorgemens très-divers par
la substance dont ils étoient formés, et qu'il falloit par
conséquent des remèdes divers pour les détruire ; la
chimie ayant depuis répandu de nouvelles connoissances
sur les humeurs animales, il faut espérer que les médecins
en pourront profiter.

au dernier degré , par le sel de saturne et l'opium, dissous dans une certaine quantité d'eau distillée ou de fenouil.

Ce remède avoit été précédemment recommandé par le docteur Hildebrand. Mais quelque respectables que soient ces autorités, ainsi que celle du docteur Huffeland qui l'a fait connoître dans un journal qu'il prend la peine de rédiger, au milieu d'une grande pratique, nous pensons qu'avant de croire à de tels prodiges, ce remède doit être soumis à une infinité d'autres épreuves, et par de vrais praticiens. Les ulcérations des organes peuvent être le résultat de causes très-diverses. Comment croire qu'un seul et même remède puisse les guérir ? Cela est hors de vraisemblance ; mais aujourd'hui on ne parle plus que de remèdes nouveaux, et on laisse tomber dans l'oubli plusieurs de ceux qui sont éprouvés et par les plus grands médecins ; souvent parce qu'on ne sait pas les employer comme eux.

Combien une Académie qui conserveroit les remèdes éprouvés, qu'on oublie, et qui détermineroit les vrais cas où ils conviennent, ne seroit-elle pas utile ?

La phthisie pulmonaire d'origine m'ayant paru de nature scrophuleuse, comme l'est le rachitisme aussi d'origine, je ne balançai pas, ayant retiré de si grands succès dans le traitement de cette maladie, des mercuriaux réunis aux anti-scorbutiques et aux amers, d'en faire l'application aux phthisiques de naissance, mais avec des modifications relatives à la nature plus ou moins intense, ou plus ou moins avancée de la maladie, et à celle des malades.

Les nombreux succès que j'en ai obtenus sont connus, étant consignés dans mes *Observations sur la phthisie pulmonaire*, publiées en 1793, et traduites en allemand par M. Georges-Frédéric Murrhy, professeur à Gottingue, et en italien par M. Gaspard Federigo, habiles médecins,

Je puis ajouter que tous les jours je retire d'heureux effets du traitement que j'ai adopté contre les phthisies scrophuleuses, de la nature desquelles, je le répète, sont celles d'origine. De quelle importance n'est pas une pareille observation?

On avoit déjà remarqué, Raulin principalement, que les laitages, non-seulement ne convenoient pas dans toutes les espèces de phthisies, et j'ai démontré que c'étoit principalement dans la scrophuleuse; et que celle d'origine étoit telle, et qu'il falloit, au lieu des laitages, prescrire les apéritifs et dépuratifs de cette nature, etc. L'efficacité de cette doctrine est aujourd'hui confirmée par tous les résultats cliniques.

Mais sans doute qu'on ne croira pas que de tels succès aient été obtenus sur des malades parvenus à un degré très-avancé de la phthisie pulmonaire, mais lorsque leur maladie commençoit à s'annoncer et par l'habitude extérieure du corps, et par ses premiers symptômes. Quelle est d'ailleurs la maladie qu'on guérit quand l'organe qui en est le siége est dans le dernier degré de destruction? Et celles du poumon ne se guérissent-elles pas encore plus difficilement que les autres?

De tels succès dans le traitement du rachitisme et de la phthisie d'origine, ainsi que des autres maladies héréditaires, également scrophuleuses, m'ont naturellement engagé à en étendre l'usage à l'égard de

16

de deux jeunes malades qui avoient eu des accès d'épilepsie, que je jugeai provenir de cause scrophuleuse, tous deux ayant de proches parens atteints de la même maladie, et n'étant pas exempts des dispositions rachitiques, et le traitement long-temps continué, suspendu ou repris, selon les circonstances, a eu les plus heureux résultats. L'un de ces exemples a été rapporté dans toutes ses circonstances dans l'ouvrage que M. Salmade (1), docteur en médecine, a publié il y a quelques années, sur les maladies de la lymphe. Ce médecin y en a rapporté encore un autre qui lui avoit été communiqué par M. Brunet.

On y lit de plus l'histoire d'un jeune enfant qui avoit une tête volumineuse, les facultés intellectuelles presque nulles, étant hébété, avec des engorgemens des glandes lymphatiques, scrophuleux, que M. Salmade guérit par les anti-scorbutiques réunis aux mercuriaux et aux amers que j'avois conseillés (2).

____

(1) *Observations pratiques sur les maladies rachitiques*, pag. 168. Ouvrage plein de résultats cliniques aussi curieux que bien constatés.

(2) J'ai depuis recueilli divers faits de pratique relatifs

Or, d'après cet heureux traitement, dans les maladies d'origine dont je viens de parler, peut-on douter qu'on ne puisse utilement l'étendre à d'autres affections cérébrales et à d'autres maladies, encore bien reconnues également héréditaires? Mais sans doute qu'il auroit des succès d'autant plus efficaces, qu'il seroit mis en usage, non-seulement avant que les maux eussent fait de grands progrès, mais encore plus lorsqu'ils commencent à se manifester, souvent même pour les prévenir, comme nous l'avons déjà fait plusieurs fois avec l'avantage le plus probable. Je dis le plus probable, parce qu'alors on ne guérit point une maladie apparente, mais parce qu'elle n'est pas survenue après ce traitement, malgré qu'on fût le plus fondé à la craindre.

Ce traitement préservatif pouvant être administré sans aucun inconvénient; on ne pourroit qu'avoir du regret de n'y avoir pas recouru quand la maladie se manifesteroit peut-être sans pouvoir alors être guérie.

à des maladies dans lesquelles le moral étoit affecté par vice scrophuleux et d'origine, et j'ai été confirmé de l'utilité du même traitement.

Lorsque j'ai été consulté pour des femmes grosses, atteintes de quelque maladie qui pouvoit se transmettre à leur enfant, ou dont la mère, ou les très-proches parens avoient quelque maladie semblable, je me suis occupé à donner à l'enfant une bonne nourrice, et je me suis opposé à ce que la mère le nourrît ; persuadé qu'il ne tenoit déjà que trop d'elle, surtout si elle avoit la maladie dont je voulois le préserver ; et l'ex-périence m'a appris que les nourrices qui n'étoient pas trop grasses, ni trop fortes, mais qui étoient sveltes, vives, qui avoient un lait un peu clair, étoient les meilleures, surtout si elles vivoient à la campagne, en bon air, préférablement à celles des grandes villes, et encore plus à celles qu'on nourrit dans les maisons riches.

Je pourrois, à ce sujet, citer quelques familles de Paris bien connues, dont plusieurs enfans étoient morts dans le travail de la dentition avec les apparences du rachitisme non-équivoques, et qui ont conservé les autres par de bonnes nourrices, dont même quelquefois certaines avoient fait usage, par mon conseil, des anti-scorbutiques et de

quelques préparations mercurielles, quand
le vice rachitique ou autre d'origine étoit
trop prononcé pour pouvoir être guéri par
les seuls secours de la nature.

Mais lorsqu'il n'y a que de légers défauts
de naissance, la bonne nourrice peut ou les
faire disparoître entièrement, ou du moins
les atténuer sensiblement. Qu'on juge par
là combien le choix d'une bonne nourrice
est utile, et combien est dangereuse cette
opinion émise par quelques écrivains célèbres, que les mères doivent toujours nourrir leurs enfans. Cela ne peut concerner que
les mères qui jouissent d'une bonne santé,
et qui n'ont en elles aucune affection qu'elles
puissent leur transmettre.

Un bon choix dans les mariages ne concourt pas peu également à diminuer et à
atténuer les vices des familles, et sans doute
que naturellement ces heureux effets s'opè-
rent très-souvent dans les grandes villes,
surtout par des hommes ou des femmes de
campagne qui, en quelque manière, renou-
vellent la race. Il est certain qu'on voit ainsi
disparoître de vrais maux d'origine.

A Londres on est généralement persuadé

de la réalité de cette opinion. J'ai entendu
dire à plusieurs médecins anglais, et notamment à Pringle, que les Irlandais et les Ecos-
sais revivifioient la nature des habitans de
Londres, qui, sans cela, ne pourroit manquer de s'abâtardir (1).

Les personnes qui ont hérité de leurs pères
de goîtres endémiques dans certains lieux,
s'en délivrent en habitant des lieux sains;
mais ce n'est qu'à la troisième ou quatrième
génération que les individus en sont le plus
souvent entièrement délivrés.

Ainsi s'explique la disparition de quelques
maux héréditaires, et comment la nature
tend toujours à se rectifier ; car sans cela on
ne pourroit concevoir pourquoi, en peu de
générations, la plupart des familles ne seroient pas détruites.

Cependant la nature ne peut toujours se

______

(1) Cette remarque ne peut-elle pas concerner d'autres villes, soit par rapport aux maladies vénériennes
mal ou point soignées qu'on y contracte plus qu'ailleurs,
soit par rapport aux mauvaises nourritures et au mauvais
air; les hommes y prennent une disposition scrophuleuse,
et les enfans qui viennent de tels pères héritent de leurs
maux.

suffire à elle-même, elle a souvent besoin
des secours de l'art de guérir ; car il est des
maux héréditaires qui donneroient lieu, non-
seulement aux plus grandes difformités, mais
même aux maux les plus funestes, s'ils n'é-
toient prévenus par un bon traitement.

Or le premier qu'on puisse administrer à
l'enfant, c'est celui qu'on réunit au lait dont
il est d'abord nourri. J'ai cité dans mon ouvrage sur la phthisie pulmonaire des faits,
à cet égard aussi curieux qu'utiles. On y lit
entr'autre l'histoire d'un enfant du premier
rang de Naples qui, peu après sa naissance,
parut être affecté du rachitisme le plus complet par le volume de la tête qui étoit très-
grosse et difforme, par l'épine qui étoit dé-
viée, par les côtes, dont les extrémités ster-
nales étoient très - gonflées, les clavicules
mal conformées, le ventre dur et gros. Les
parens de cet enfant attribuoient à la nourrice la cause de cette maladie ; ils crurent
devoir consulter les médecins de Paris et de
Montpellier. MM. Bouvart, Guenet, Borie
et moi fûmes consultés à Paris ; MM. Chap-
tal, Lamure, Fouquet, Farjon, à Montpellier. L'avis des premiers médecins fut de con-

seiller à la nourrice l'usage d'un sirop mercuriel à petite dose et pendant long-temps ,
sans aucun traitement à l'enfant ; celui des
médecins de Montpellier , de traiter ainsi
et la mère et l'enfant, et même d'y réunir
quelque petites frictions d'onguent mercuriel.

Je me dispense de rapporter ici toutes les
doses et la nature des préparations mercurielles qui furent prescrites , pour plus
grande briéveté ; d'ailleurs on sait que toutes
les préparations mercurielles bien adminis-
trées peuvent opérer des effets également
utiles. La nourrice seule fut traitée selon
l'avis des médecins de Paris, et l'enfant guérit radicalement. Ses membres se développèrent, il grandit , se fortifia, et tous les symptômes du rachitisme disparurent (1).

Mais lorsque les nourrices n'ont pu, ou
n'ont point voulu se soumettre au traite-

---

(1) On a des exemples de guérison de nourrissons
atteints d'affections vénérienne et scrophuleuse opérées par le lait d'une chèvre qu'on leur faisoit téter ,
à laquelle on administroit des frictions mercurielles sur
une partie de la peau dont on avoit auparavant coupé les
poils.

ment, ou que j'ai été consulté pour des enfans qui avoient déjà atteint quelques années, et qu'il y avoit un vice dominant et bien reconnu dans leur famille, je n'ai point hésité de leur prescrire, comme préservatif, l'usage de doux mercuriaux réunis aux anti-scorbutiques et aux amers ; un fréquent usage de bains tièdes, un régime presque végétal avec proscription totale des laitages, quelquefois un cautère ; et je n'ai eu qu'à m'applaudir d'avoir donné ces conseils. Dans combien de familles de Paris, et autres, n'a-t-on pas, dis-je, reconnu leur efficacité ? J'en citerois un grand nombre qui ne pourroient manquer de donner quelque poids à ma clinique, mais les familles dont il seroit fait mention n'approuveroient pas une pareille publicité. J'avoue cependant que je passe à regret sous silence toutes les preuves historiques, et en quelque manière généalogiques dont j'ai soigneusement recueilli un très-grand nombre ; elles eussent été autant de preuves confirmatives des faits cités dans ce mémoire, et d'après lesquels il a été principalement composé.

Qu'on ne croie pas cependant que ce soit

toujours absolument le même traitement
que je conseille d'administrer dans toutes les
maladies héréditaires et réputées scrophuleuses ; ainsi que je l'avois fait dans le traitement du rachitisme en particulier, comme
je l'ai déjà dit, j'ai insisté davantage sur les
doses et l'intensité des remèdes mercuriels,
quand le vice syphillitique m'a paru plus
prononcé ; sur les anti-scorbutiques, quand
le vice que ces remèdes sont propres à com-
battre, a été plus développé ; enfin les amers,
les ferrugineux même ont été conseillés,
ainsi que les bains froids dans les sujets dé-
biles et qu'il falloit fortifier. Lorsqu'il y avoit
une excessive sensibilité et irritabilité, j'ai
aussi réuni les mercuriaux aux préparations
d'opium. Je les ai utilement prescrites intérieurement à des sujets très - irritables ; ou
qui éprouvoient des douleurs, à des doses
convenables, à l'imitation de Cyrillo, de
Naples (1), qui avoit retiré de leur usage
extérieur beaucoup d'avantages pour fou-
dre, pour résoudre des congestions scrophu-

____

(1) Savant médecin de Naples, mort victime de la ré-
volution.

phuleuses externes (1). Enfin le cautère a été établi, ou non, selon l'état des malades ; quelquefois on le leur a entretenu jusqu'à l'âge de puberté.

Tel est le précis de mes considérations sur la nature et le traitement que j'ai éprouvé, des maladies héréditaires ou de familles, par le vice scrophuleux. Je ne doute pas que les avantages que les médecins en obtiendront ne soient conformes à ceux que j'en ai retirés moi-même, et encore plus qu'ils ne les perfectionnent, en les soumettant à leur expérience.

---

(1) Voyez mes *Observations sur le rachitisme,* p. 28.

OBSERVATIONS

*Sur un abcès dans le foie et le poumon,
avec érosion du diaphragme et épanchement de pus dans la poitrine (1).*

LES faits qui ont été rarement observés,
méritent d'autant plus d'être revus et recueillis, qu'ils sont plus importans ; d'abord,
parce que leur réalité est mieux constatée,
et ensuite parce que de nouvelles observations donnent ordinairement lieu à de nouvelles remarques, plus ou moins utiles.

On a déjà cité des exemples d'épanchement de pus dans la poitrine, provenant
d'un abcès au foie avec érosion de la partie
correspondante de l'aile droite du diaphragme. Tels sont ceux dont *Valsalva*, cité
par *Morgagni* (2) et *Imbert*, ancien chance-

____

(1) *Lu à l'Institut le* 16 *Mai* 1808.
(2) De sed. et causis morbor. epist. XXXVI, art. 4.

lier de l'université de Montpellier (1), ont rapporté l'histoire ; tels sont encore ceux qu'on trouve dans les Transactions philosophiques, dans le Mélange des curieux de la nature, et autres ouvrages.

Nous nous contenterons de dire qu'après avoir attentivement lu ces observations, nous croyons que l'exposé de celle que nous avons recueillie, sera de quelque intérêt ; elle est d'autant plus exacte et complète que nous avons vu et donné des soins, inutiles il est vrai, au malade qui en a été l'objet, et que j'ai assisté à l'ouverture de son corps.

M. *Laurent*, âgé d'environ 45 ans, d'une constitution forte, mais d'un tempérament très-irritable, avoit fait plusieurs voyages à St. Domingue et à l'Isle de France, pendant lesquels il s'étoit livré aux excès de la table et des femmes ; il y éprouva à diverses époques des coliques violentes, et qui avoient été quelquefois précédées de longues constipations, d'une sécheresse considérable à la peau, avec jaunisse plus

____

(1) Journal de médecine, par Vandermonde. Voyez aussi *Historia anatomico medica de Lieutaud*, tom. II, pag. 97. Observ, 780.

ou moins intense ; quelquefois ces coliques étoient réunies à la diminution et même à une courte suppression d'urine. Le malade avoit ressenti tantôt de la douleur dans la région du foie vers la partie latérale droite de l'épigastre occupée par le lobe horizontal de ce viscère, et quelquefois vers la région rénale gauche. De sorte, que si on y avoit réfléchi on eût pu voir qu'il y avoit alors dans ce malade deux siéges de maladies ; un dans le foie et l'autre dans le rein gauche ; mais aucun traitement rationel, comme cela n'arrive que trop souvent, ne fut prescrit, de retour à Paris, vers la fin de l'été dernier, M. *Laurent* continua de se livrer à de nouveaux excès qui exigèrent des remèdes mercuriaux, et qui parurent rétablir le malade.

Un rhume qu'il constracta au commencement de l'hiver dernier, est négligé ; à des quintes de toux se joignent de douleurs dans la poitrine du côté droit, et dans l'hypocondre du même côté, ces douleurs se propagent souvent dans le bas-ventre et dans la région rénale gauche principalement, commençant tantôt d'un côté et tantôt de l'autre ;

la respiration devint difficile , mais d'abord seulement pendant quelques instans, et à des intervalles plus ou moins éloignés, des quintes de toux plus ou moins longues et violentes sont quelquefois suivies de l'expectoration d'une matière muqueuse, tenace, d'abord grisâtre, mais flottant dans beaucoup de sérosités limpides, qui termina par être jaunâtre et amère comme de la bile. L'expectoration d'une pareille humeur augmenta considérablement et avec des stries de sang ; mais ensuite la matière de l'expectoration prit la couleur d'un jaune rougeâtre.

Ces matières rendues par l'expectoration ont, pendant quelque temps ressemblé à la lavure des chairs, *loturœ carnium*, la langue du malade étoit couverte sur la face dorsale , d'une couche limoneuse, jaunâtre ; mais ses bords et sa pointe étoient rouges, ainsi que le voile du palais et les amygdales ; la peau avoit une teinte jaune , elle n'étoit point sèche, les urines étoient fort rouges , épaisses avec un sédiment briqueté , le pouls étoit serré avec quelques inégalités, surtout lorsque les quintes de toux alloient avoir lieu , et pendant qu'elles existoient ; quelque temps après, il devenoit plus gros, ondulent et annonçoit de la moiteur, mais qui duroit peu de temps. Le malade avoit ensuite la peau des mains et des pieds sèche et d'une chaleur un *peu âcre*, comme le disent les médecins ; cependant l'expectoration en partie séreuse et d'un jaune rougeâtre plus ou moins mêlé de matières glaireuses étoit devenue si abondante que le malade en rendoit tous les jours plus d'une pinte, lors même qu'il évacuoit par les selles une quantité au moins quatre fois plus grande d'une humeur séreuse et jaunâtre, qu'on disoit être bilieuse.

Tel étoit l'état dans lequel je trouvai M. Laurent lorsque je le vis pour la première fois, ayant cherché à reconnoître par le toucher, l'état des viscères du bas-ventre, je reconnus un léger gonflement du foie dans la portion de ce viscère située dans l'hypocondre droit, près de l'épigastre. Je reconnus aussi qu'il y avoit une renitence considérable dans la région rénale gauche ; le malade n'éprouvoit dans la poitrine qu'une espèce de serrement, qui gênoit quelquefois la respiration ; surtout quand les quintes de toux approchoient, d'ailleurs je le fis coucher sur le dos ; assez horizontalement et sur les deux côtés, sans qu'il se plaignît d'aucune douleur, ni qu'il éprouvât une difficulté remarquable de respirer. Je portai cependant un pronostic fâcheux sur ce malade ; son état me paroissant être un des derniers effets de l'affection catarrhale qui avoit principalement affecté le foie et les poumons, et disposé à quelque engorgement terminant par la suppuration. Mais d'où pouvoit provenir l'excessive quantité de matière expectorée, que le malade rendoit en une si énorme quantité depuis plusieurs jours ? Les poumons seuls pouvoient-ils la fournir et pendant tant de temps, surtout y ayant alors, par les selles, des évacuations si considérables ? Je pensai qu'une acrimonie catarrhale affectant les poumons y déterminoit un influx d'humeurs, comme font les vésicatoires extérieurs lesquels peuvent à force d'attirer à eux des humeurs même salutaires, terminer par dessécher le corps et le réduire à l'état de marasme. Je crus que cette même acrimonie catarrhale en agissant encore sur le foie et sur le canal alimentaire les irritoit, et occasionnoit l'espèce de dévoiement qui existoit; je continuai de prescrire les boissons adoucissantes légèrement incrassantes, quelques potions calmantes dont le malade faisoit déjà usage. Je crus de plus que pour détourner, le foyer de l'irritation, il falloit mettre des vésicatoires sur la poitrine et au bras, ce qui fut fait, mais sans aucun succès; la dureté du pouls, la tension et gonflement de la région du foie et de l'estomac me déterminèrent à conseiller une légère saignée par les sangsues au fondement. Cependant les matières de l'expectoration parurent moins sanguinolentes; mais toujours jaunes et mêlées de substances glaireuses. Le dévoiement diminua un peu : il sembloit que la maladie prenoit quelque amendement ; le pouls étoit moins serré, plus égal, cependant le malade ressentoit des douleurs violentes, qu'il appeloit des coliques dont il rapportoit le siége, tantôt dans l'hypocondre droit, tantôt dans la région épigastrique, quelquefois dans les régions lombaires, souvent dans la gauche seulement, et d'autres fois dans la région hypogastrique , surtout vers la fin de sa maladie; le cours des urines fut alors plusieurs fois troublé, et si elles couloient, c'étoit en petite quantité; elles étoient parfois rouges et contenant de matières glaireuses; en même temps le malade éprouvoit un grand dévoiement; ce qui put faire croire que la diminution et l'altération des urines tenoit à cette cause. Cependant le malade éprouvoit des frissons légers qui étoient suivis de bouffées de chaleur qu'une légère moiteur terminoit, les redoublemens de fièvre parurent avoir quelque périodicité, ce qui me détermina à prescrire le quinquina et à le réunir aux calmans pour diminuer les excessives évacuations. En même temps que les boissons adoucissantes, mucilagineuses, et quelquefois acidulées étoient conseillées. Mais vains secours : les redoublemens devinrent et plus fréquens, et plus longs ils étoient annoncés par un refroidissement des extrémités qui étoit considérable; le bout du nez, la face, les mains pâlissoient, devenoient même froids, et la chaleur qui survenoit après ces frissons étoit si peu durable, que de nouveaux frissons la faisoient

quelquefois promptement cesser, malgré
que le malade se plaignît d'une chaleur interne considérable; la région épigastrique
étoit plus tendue, un peu saillante; le malade
éprouvoit de fréquentes nausées et rendoit
souvent par le vomissement le bouillon ou
autres boissons qu'il venoit d'avaler; il n'a
pris pendant plusieurs jours pour nourriture qu'une très-petite quantité de gelée de
viande acidulée, et quelques cuillerées à
café de gelée de *lychen cynereus islandicus*,
de corne de cerf avec du quinquina. Cependant la respiration devint laborieuse, les
quintes de toux augmentèrent en intensité,
en longueur, en fréquence. Le malade ne peut
plus se coucher sur le dos, il est forcé de se
tenir assis sur le lit plié un peu sur le côté
droit. Ses évacuations pectorales et alvines
diminuent; les premières contenant cependant des matières purulentes encore recon-
noissables, n'étoient plus mêlées à autant de
sérosités, ni à autant de substances muqueuses. Le malade éprouvoit alors des sueurs
excessivement abondantes, colliquatives ;
jusques-là il n'avoit pas paru maigri en proportion de ses pertes et de son abstinence,

peut-être parce qu'il avoit le visage et les extrémités un peu bouffis ; mais en deux fois vingt-quatre heures, il fut réduit à un marasme extrême. Enfin, après plus de quarante jours de continuité d'accidens, le pouls s'affoiblit tellement, et devint lent et si foible qu'on le sentoit à peine : il y eut des syncopes, la peau se couvrit d'une transpiration visqueuse, la langue fut très-rouge ; les joues devinrent ternes, l'orthopnée augmenta : le malade continuant de se maintenir dans son lit, non assis et ployé sur le côté, comme il le faisoit depuis quelque temps, mais soutenu par des oreillers qui relevoient sa poitrine et encore plus sa tête ; cependant les mouvemens de la respiration, se ralentissent et sont peu apparens, la raison s'obscurcit, le malade tombe en délire ; les foiblesses et les syncopes sont plus intenses, le malade termine par rester couché sur le dos et meurt peu de temps après.

On pense bien que la maladie de M. Laurent ayant présenté des symptômes extraordinaires, et si long-temps, je désirai d'en connoître les causes, par l'ouverture du corps. Je fus secondé par M. *Gérard*, doc-

teur en médecine, qui l'avoit vu avec moi,
et même auparavant : il en demanda la per-
mission aux parens ; elle fut accordée, et
cette ouverture fut faite sous mes yeux, par
ce médecin et M. *Hamel* son confrère, tous
deux ayant en médecine de grandes connoissances et étant surtout très-exercés dans la
dissection anatomique : voici quel en fut
le résultat.

La cavité droite de la poitrine contenoit
environ deux pintes d'un liquide rougeâtre,
dans lequel étoient diverses matières gluantes grisâtres et purulentes.

La partie supérieure du poumon logée
dans cette cavité, étoit décolorée, plus blanche que dans l'état naturel ; mais sans engorgement : sa texture étoit aussi plus ramollie ; il n'en étoit pas de même du reste de ce
poumon : une partie du lobe moyen étoit d'u-
ne couleur noire, durcie en quelques points,
et très-ramollie en d'autres. La partie du lobe
inférieur étoit très-adhérente au diaphragme, non-seulement sur la portion tendi-
neuse, mais encore sur la portion muscu-
laire de l'aîle droite au-delà de l'espace qui
correspond au ligament coronaire du foie ;

on détacha ces adhérences qui étoient intimes , et l'on découvrit un trou au diaphragme de la grandeur d'un écu de six livres, dont le bord étoit frangé, inégal, comme sont les bords dés vieux ulcères. Ce trou du diaphragme étoit placé au-delà du ligament coronaire plus à droite, il communiquoit d'une part avec un abcès du poumon, et d'une autre part avec un autre abcès du foie, ou plutôt avec un seul abcès qui occupoit la partie inférieure du poumon et presque la totalité du foie. Il y avoit en outre une communication entre cet abcès , commun au poumon et au foie, avec la cavité droite de là poitrine , moyennant un défaut d'adhérence en cet endroit du poumon autour du trou contre nature du diaphragme , c'est par cette ouverture qu'une partie de cet énorme abcès s'étoit épanchée dans la cavité pectorale droite , sans doute peu de temps avant la mort.

La substance du lobe inférieur du poumon droit étoit pleine de concrétions dures qui paroissoient stéatomateuses; il y avoit dans son intérieur un grand foyer plein de de pus ichoreux.

La substance du foie étoit presque détruite par un abcès énorme dans son grand lobe ; le reste de ce viscère paroissoit dans l'état naturel, quant à sa substance ; mais il étoit d'un volume un peu plus grand. La vésicule du fiel étoit ample et pleine d'une bile noirâtre.

Le poumon gauche étoit sain, et il n'y avoit qu'un léger épanchement de sérosité dans la cavité pectorale de ce côté. Le cœur parut dans l'état naturel, ainsi que la rate, l'estomac et les intestins, à l'exception d'une très - légère phlogose de l'estomac et du colon ; le rein droit étoit en bon état ; il n'en étoit pas de même du rein gauche, qui étoit au moins trois fois plus grand qu'il n'est naturellement : sa substance étoit ramollie en divers endroits, et un peu plus dure en d'autres, blanchâtre, comme stéatomateuse ; formant les parois, plus ou moins épaisses, d'une cavité dans laquelle on eût pu mettre le poing, laquelle étoit pleine de matières muqueuses et purifomes , contenant plusieurs pierres, dont une avoit la longueur et la grosseur des deux dernières phalanges du pouce. Les goulots de l'urétère étoient très-dilatés , ainsi que l'urétère même dans lesquels on eût facilement introduit le pouce; la vessie parut saine.

Tels furent les résultats de l'ouverture du corps de M. Laurent, mort d'une maladie si compliquée. Ils nous ont pleinement instruits sur ses causes et ses divers siéges.

On n'est plus surpris quand on les connoît,

1°. Que ce maláde ait éprouvé les symptômes de la phthisie pulmonaire, la toux fréquente, le crachement de pus, les sueurs nocturnes, le devoiement; le poumon étant le siége d'un énorme abcès.

2°. Qu'il eut des douleurs dans la région du foie, une teinte jaune à la peau, les urines rouges, des expectorations biliaires, le foie ayant été trouvé en suppuration (et communiquant avec le poumon comme il a été dit) et les conduits biliaires pleins de bile.

3°. Qu'il y ait eu dans cette maladie des variations singulières dans le cours des urines, dans leur qualité, dans leur quantité, de douleurs dans la région rénale gauche, des tiraillemens dans les lombes qui se propageoient vers la vessie et dans les cuisses ;

le malade ayant le rein gauche désorganisé, en suppuration et plein de grosses pierres.

4°. On sait pourquoi le malade , après avoir si long-temps souffert , est promptement péri, après avoir éprouvé les symptômes de la suffocation, puisqu'il avoit un épanchement considérable dans la cavité droite de la poitrine, qui a dû se former peu de temps avant la mort.

Combien l'anatomie est utile, pour connoître la cause de nos maux ! Elle détruit les incertitudes et les conjectures des médecins, soit dans le diagnostic, soit dans le prognostic ; enfin , elle nous fait connoître les maladies qui sont curables et celles auxquelles l'art ne peut être d'aucun secours: Et cette connoissance n'est-elle pas précieuse, quand ce ne seroit que pour ne pas faire de remèdes inutiles et encore plus de contraires, à de malheureux malades qui ne souffrent que trop de leurs propres maux?

SUR DES CATARACTES

*Guéries par l'*annihilation *du cristallin, opérée par la nature ou par les secours de l'art* (1).

LA vue peut être éteinte par diverses causes et se rétablir dès que ces causes sont détruites ; on en connoît plusieurs : l'absence de l'humeur aqueuse, les épanchemens divers dans les chambres antérieure et postérieure de l'œil, la paralysie du nerf optique, les altérations de l'humeur vitrée et du cristallin, etc. L'histoire a conservé des exemples de guérison de toutes ces cécités que la nature seule a opérées. Celles qui concernent le cristallin et qui donnent lieu à la cataracte nous paroissent mériter une attention particulière, d'autant plus que l'art de guérir peut en tirer quelque parti.

Il y a une vingtaine d'années qu'un de mes

---

(1) Annales du Muséum d'histoire naturelle, par les professeur de cet établissement, tome sixième.

disciples, médecin des environs de Liége, m'écrivit pour me prier de donner des soins à une dame de son pays, atteinte d'une double cataracte, et d'assister à l'opération qui devoit en être faite par M. Grandjean.

J'assistai à l'opération, qui fut faite par cet oculiste, rue de l'Échelle, hôtel du Gaillardbois. Le cristallin de l'œil droit fut parfaitement et très - facilement extrait ; mais l'oculiste ayant trouvé des obstacles qui s'opposoient à l'extraction du cristallin gauche, crut devoir l'abandonner à un autre temps, cependant après avoir incisé antérieurement les capsules du cristallin, celle qui lui est commune avec l'humeur vitrée et celle qui lui est propre ; l'opération de la cataracte qu'il avoit terminée eut un heureux succès : la dame recouvra la vue de l'œil opéré, et retourna dans son pays. Environ deux ans après, nous apprîmes que non - seulement cette dame continuoit de voir très - clairement et même sans lunette convexe de l'œil opéré, mais aussi qu'elle commençoit à voir de l'œil que l'oculiste n'avoit pas fini d'opérer ; il ajoutoit qu'elle apercevoit un cercle de

lumière dont les bords s'étoient progressivement élargis , et qu'ils continuoient à
s'élargir de plus en plus, à proportion que
le milieu de ce cercle, qui étoit noir , di-
minuoit en étendue, d'où il résultoit qu'elle
y voyoit d'autant mieux. Nous crûmes Grandjean et moi que ce rétablissement de la vue
venoit de ce que les bords du cristallin
avoient repris leur pellucidité, et qu'à me-
sure que le cristallin en acquerroit davantage, la vue deviendroit plus nette et plus
étendue, et enfin nous espérions que le
corps noir que la malade voyoit toujours
devant elle , se rétréciroit dans tous les
sens, et qu'il pourroit disparoître entièrement. Cependant, pour faciliter à la nature
cette opération, nous crûmes devoir conseiller à la malade, pendant plusieurs mois ,
tous les matins à jeun, quelques apéritifs et
entr'autres quatre onces de suc de cresson
avec cent cinquante ou deux cents cloportes
écrasés en vie. La malade ne voulut point
faire usage de ces remèdes ; mais la nature
continua l'opération qu'elle avoit si heureusement commencée : la malade termina par
voir et distinguer très-clairement les objets.

Je n'ai pas su si le corps noir avoit complétement disparu.

D'autres faits de ce genre ou analogues ont été rapportés par les oculistes ; mais ils ont cru, comme nous l'avions fait, que c'étoit à un rétablissement de la pelludicité du cristallin en totalité ou en partie, qu'il falloit attribuer le retour plus ou moins complet de la vue.

Des hippiatres et des maréchaux m'ont dit aussi que des chevaux qui avoient perdu la vue, évidemment par la cataracte, l'avoient recouvrée sans aucun secours de l'art. Mais n'y a-t-il que le retour de la transparence du cristallin qui puisse donner lieu au rétablissement de la vue ? Je crois qu'il est l'effet d'une autre cause, c'est la destruction même entière du cristallin qui s'opère dans certains yeux, soit par une suite de l'altération du cristallin qui avoit donné lieu à la cataracte elle-même, soit par d'autres causes différentes, particulières au cristallin, ou communes aux diverses parties du corps.

On a plusieurs fois cherché en vain le cristallin dans les yeux des personnes qui étoient mortes long-temps après avoir été opérées de la cataracte par abaissement, on n'en a plus trouvé de traces : il étoit entièrement détruit. Un œil humain que j'ai disséqué, il y a peu de temps, étoit dépourvu du cristallin, qui avoit peut-être été détruit par quelque cause morbifique ; du moins on n'a aperçu dans la cornée transparente aucune cicatrice qui indiquât que cet œil eût été opéré. N'y a-t-il pas des altérations qui empêchent le cristallin de se nourrir suffisamment pour se maintenir dans son volume ?

Lorsque le cristallin est déplacé, il est comme un corps étranger; il se décompose, diminue de volume et se détruit. Abandonné dans sa loge, après que ses capsules ont été ouvertes par l'incision et ayant lui-même été altéré dans ses couches antérieures par l'aiguille de l'oculiste, ne s'est-il pas décomposé, flétri, *annihilé ?* N'est-ce pas par cette raison que la dame opérée a recouvré parfaitement la vue d'un œil qui avoit été complètement opéré, et ensuite de celui qui n'avoit été opéré qu'incomplètement ; sans doute par l'annihilation du cristallin qui aura eu lieu, car alors n'y ayant plus d'obstacle qui empê-

chât les rayons lumineux de parvenir à la
rétine ? La vue ce sera complètement réta-
blie.

N'arrive-t-il pas quelquefois que par des
coups, des chutes et par d'autres causes, le
cristallin éprouve quelque altération , d'où
résultent d'abord la perte de la vue, et enfin
le rétablissement de cette fonction lorsque
le cristallin est entièrement détruit.

Le célèbre *Scarpa* a proposé , pour sup-
pléer à l'extraction du cristallin, de le détruire par parcelles par des opérations nombreuses et qui ont été très-heureuses entre ses
mains, ainsi que dans celles de quelquesuns
de ses habiles imitateurs. Mais n'y a-t-il pas
des cas où ces opérations, quoique faites par
l'homme le plus adroit et le plus instruit de
l'anatomie de l'œil, sont plutôt dangereuses
qu'utiles ? Ne peuvent-elles pas augmenter
l'ophthalmie quand elle existe, ou l'y attirer
quand l'œil y est disposé : or, ne suffiroit-il
pas alors d'éloigner plus ou moins les tenta-
tives et d'attendre que la nature, qui tra-
vaille aussi à la destruction du cristallin,
fasse l'ouvrage ou du moins une grande
partie ?

Les remarques que nous venons de faire sur la destruction spontanée du cristallin prouvent que la nature, dans cette circonstance, ne seroit pas oisive, et qu'elle seconderoit les vues du chirurgien, d'une manière plus lente il est vrai, mais sans les inconvéniens qui peuvent être quelquefois la suite de l'opération.

Au reste, cette destruction du cristallin par la nature, n'est pas plus surprenante que celle qu'elle opère sur d'autres parties, et que nous rappellerons ici; la détruction des fragmens de la membrane pupillaire dont l'ouverture de l'iris est bouchée, et qui se déchire après la naissance : que deviennent ces fragmens membraneux ? ils sont décomposés, détruits, et rentrent dans les voies de la circulation, comme les parcelles du cristallin désorganisé.

La destruction du corps entier des os longs, qui s'opère dans leur séquestre par succession de temps, n'est-elle pas encore plus surprenante ? Elle est telle que, dans des sujets morts peu de temps après la formation présumée de ce séquestre, le corps de l'os étoit presque entier; tandis que dans ceux qui avoient long-temps vécu avec la maladie de l'os, on n'a trouvé qu'un petit fragment de ce même os dans le fourreau osseux, ou même on n'en a trouvé aucun.

On a d'autres exemples de destruction spontanée de portions d'os plus ou moins considérables. *Ruysch* a remarqué dans des individus dont la fracture du col du fémur avoit eu lieu et n'avoit pas été guérie, que la tête restée dans la cavité cotyloïde avoit tellement perdu de son volume, qu'elle s'étoit réduite presque à rien. J'ai également observé, dans quelques sujets qui avoient eu la rotule cassée transversalement, que la portion de l'os attachée au ligament du tibia avoit singulièrement diminué de volume, ainsi que celle attachée aux extrémités des muscles extenseurs de la jambe, mais celle-ci proportionnellement moins. Dans toutes ces cas, c'est faute de nourriture que les parties décroissent, et cette nourriture diminue ou cesse dès que la circulation de la matière nourricière est viciée, ralentie, ou lorsque son cours est interrompu; qu'elle ne parvient plus dans la partie qui doit être nourrie; or, c'est ce qui a lieu lorsque les vaisseaux

sanguins et lymphatiques, les nerfs sont
comprimés, détruits ou enfin par diverses autres causes qui troublent la nutrition. N'est-
ce pas de la sorte qu'on explique la diminution, après la naissance, du foie en général
et du lobe gauche en particulier ? Ne vient-
elle pas de ce que le sang qui y étoit conduit
par l'artère hépathique et par les veines
porte et ombilicale, n'y est plus amené par
cette dernière veine, laquelle se distribue
principalement dans le lobe gauche. Les anatomistes ont remarqué que dans le fœtus les
corps sur-rénaux et leurs vaisseaux sanguins
étoient très-gros relativement à ceux des
reins, mais qu'après la naissance, les vaisseaux de ces corps sur - rénaux étoient
rétrécis, et que ceux des reins avoient
acquis un grand diamètre, d'où résultoit
la diminution du volume, l'*annihilation*
même des premières parties et l'accroissement des autres. Je ne doute pas que le
thymus ne s'efface d'une manière à peu près
semblable; il est certain qu'il perd de son
volume à proportion que ses artères se
rétrécissent, et que celles des poumons se
dilatent; et n'est-ce pas alors que les pou-

mons recevant incomparablement plus de sang après la naissance qu'auparavant, les vaisseaux du thymus avec lesquels les vaisseaux pulmonaires communiquent, en reçoivent moins et se flétrissent ?

Un autre exemple de destruction non moins remarquable, et dont nous pouvons parler ici, c'est celle d'une cloison commune aux deux os longs de la jambe des fœtus de tous les animaux fourchus, excepté dans le cochon et le sanglier. Ces deux os, bien séparés dans le fœtus, s'unissent après la naissance, vers la quatrième semaine; ils sont continus par les côtés, qui n'étoient d'abord que contigus, et vers le cinquième mois, la cloison commune qui séparoit leur deux cavités cylindriques a entièrement disparu, de manière que de deux os il n'en reste plus qu'un seul qu'on appelle vulgairement le *canon*. C'est ce que *Fougeroux* a bien remarqué sans en connoître parfaitement la cause, malgré les expériences ingénieuses qu'il a faites pour la découvrir (1).

On voit, par ce qui vient d'être dit, que

______

(1) Acad. des Sciences, 1772.

la nature est admirable dans la manière dont
elle parvient à détruire les diverses parties
qui ne servent plus à son organisation, où
dont l'existence nuiroit à ses fonctions. En
détruisant le cristallin cataracté, elle détruit l'obstacle qui empêche les rayons
lumineux de parvenir à la rétine et y
produire l'impression de la lumière : cet
obstacle n'ayant plus lieu la vue est ré-
tablie.

SUPPLÉMENT

AUX REMARQUES HISTORIQUES

SUR LE CROUP, Page 130,

Extrait des observations sur la nature et le traitement de la phthisie pulmonaire , Paris , in-8°. , 1772 , par M. Portal, avec une note sur le Croup , de M. Federigo , médecin de Venise , qui a traduit cet ouvrage en italien , en 1781.

LE mal, dit M. Portal, article *phthisie catarrhale*, p. 218, se borne quelquefois au larynx et à la trachée artère, et alors les enfans meurent à la suite des catarrhes, sans que les poumons se ressentent d'aucune altération : c'est une espèce d'esquinancie, qui consiste dans un enrouement considérable (*a*), et dans un tel changement de la voix, que les malades qui en sont atteints rendent un son très-aigu, comme une espèce de siffle-

____

(a) *Michaëlis de anginâ polyposâ seu membranacea ; Argentorati , 1778.*

ment. La partie antérieure du col n'est pas toujours enflée, mais elle est doulou- reuse. La toux est fréquente et sèche , excepté vers la fin de la maladie, que les jeunes malades crachent une matière puri- forme, chargée de petites membranes ou de concrétions membraneuses. La respira- tion est très-gênée, le pouls est toujours fréquent; et souvent, malgré tous les symp- tômes qui indiquent et qui finissent par la suffocation, on ne voit dans la gorge du ma- lade ni gonflement, ni rougeur.

A l'ouverture du corps de ces enfans, on trouve une concrétion membraneuse qui re- couvre la surface interne du larynx, même de la glotte, et quelquefois de la trachée artère, d'une manière plus ou moins com- plète. Cette fausse membrane adhère forte- ment à ces parties, et on a peine à la déta- cher : elle est sans doute produite par la muscosité qui s'est épaissie, comme cela ar- rive dans les inflammations : la formation de ces concrétions peut être encore favorisée par le passage continuel de l'air, qui des- sèche et fait coaguler la muscosité, laquelle transude de la surface interne de l'organe de la voix. Si cette fausse membrane n'est point expectorée, les enfans périssent étouffés : je dis les enfans, parce que cette affection morbifique est ordinaire dans l'âge tendre, quoiqu'elle puisse survenir aussi dans un âge plus ou moins avancé. En pareil cas, rien ne peut produire de plus salutaires effets que l'ipécacuanha, donné comme vomitif, le plutôt possible, mais toujours lorsque l'inflammation n'existe pas ; car si on l'administre alors, on l'augmente et l'on précipite plutôt le jeune malade au tombeau. Malgré cela, j'ai quelquefois recouru au vomitif, dans des cas où le pouls étoit assez plein, et lorsqu'il y avoit des symptômes apparens d'une inflammation commençante : présumant qu'elle cesseroit dès que l'*infarctus* des voies aériennes seroit détruit, j'ai préféré d'exciter le vomissement à la saignée, ce qui m'a parfaitement réussi, et même m'a engagé à réitérer l'administration du même remède jusqu'à trois fois. J'avoue aussi que j'ai trouvé, dans quelques autres jeunes personnes, les symptômes de l'inflammation si prononcés, que je les ai fait saigner, malgré le préjugé contraire, pour les faire vomir après : le succès a couronné cette pratique.

Ce que je dis à l'égard des enfans, peut aussi trouver son application aux adultes. Ce premier effet opéré, il faut ensuite prescrire au malade, pendant long-temps, des remèdes altérans, tels que l'ipécacuanha à petites doses, sous forme de pilules, de tablettes, le sirop de kermès minéral à très-petites doses, les poudres de scille, d'arum, les tablettes antimoniales de Kunckel, les sucs dépurés des plantes chicoracées, le sirop des cinq racines apéritives, le sirop anti-scorbutique à petites doses. On atténue, on divise ainsi l'humeur catarrhale, et on purge le malade de loin en loin avec les plus doux purgatifs : on joint encore à l'usage de ces remèdes, celui des eaux minérales sulphureuses, pour terminer, s'il est possible, par le lait d'ânesse (a). . . . .

(a) Cette espèce d'angine ne s'observe en général que dans les pays froids, aussi est-elle très-commune en Ecosse. Elle y attaque même les adultes. Plusieurs auteurs célèbres la rangent dans l'espèce dite gangréneuse maligne. D'autres l'appellent *suffocatio stridula*, d'autres encore *cynanche stridula*, *angina suffocatoria*, *morbus strangulatorius*. Michaelis, avec plus de raison, lui donne le nom d'*angina polyposa* ou *membranacea*.

Presque toujours cette maladie est épidémique, et quelquefois sporadique. Les enfans qui commencent à en être affectés sont mélancoliques, et éprouvent une chaleur plus grande que de coutume. Leur langue est blanche et quelquefois sale. Ils se plaignent d'une douleur dans la trachée-artère, souvent sourde ou obtuse, et quelquefois vive. Fréquemment la partie antérieure du col qui correspond à la partie malade de la trachée-artère paroît gonflée, et en la comprimant ils se plaignent d'une sensation un peu aiguë. Le visage se gonfle et se colore, la soif est grande ; ils sont enclins au sommeil et ont mal à la tête. La fièvre vient ensuite, le pouls s'accélère et devient de plus en plus dur : l'enrouement commence alors, puis la toux qui est d'abord sèche et souvent accompagnée de saignement de nez, et enfin de tous les autres symptômes du catarrhe. La difficulté de respirer se montre plutôt ou plus tard, d'abord foible, ensuite très-forte avec danger de suffocation.

En examinant le gosier, on n'y trouve rien d'extraordinaire, si ce n'est qu'il paroît luisant, ou recouvert d'un mucus tenace. Il se manifeste un certain son auquel on ne peut pas donner de nom, mais qui est très-connu des praticiens. Il pourroit être comparé à celui d'un jeune coq. Chez quelques malades ce son accompagne chaque inspiration ; chez d'autres il ne s'entend que lorsqu'ils font un effort de voix, ou qu'ils toussent. Outre cette difficulté de respirer, les envies de vomir surviennent quelquefois, et si le vomissement a lieu, il procure l'évacuation de matières très-tenaces. Chez un grand nombre, les pieds et les mains se gonflent, les amygdales à peine, ou au moins très-peu. Tous ces phénomènes augmentent avec tant de célérité et de violence que la maladie qui, quelques heures avant, paroissoit bénigne, résiste à tous les remèdes. L'anxiété, la difficulté de respirer est devenue telle, qu'à chaque moment on attend la suffocation. Cependant la déglutition reste libre, ou au moins trop peu altérée pour que le malade s'en plaigne. L'urine qui étoit d'abord limpide et aqueuse dépose alors un sédiment blanc, et le pouls qui étoit vif et dur devient foible, mou et intermittent. Au milieu de ces phénomènes il n'est pas rare qu'à l'aide de la toux et des forces de la nature, il se sépare des matières blanches et tenaces semblables à du fromage, et quelquefois des concrétions creuses comme de petits tuyaux d'une membrane qui ressemble à celle de la trachée-artère ou des bronches. Alors l'état du malade s'améliore. Si toutefois cette matière glutineuse ou cette enveloppe membraneuse se sépare en totalité, ou au moins en grande partie, le malade guérit ; mais s'il en reste intérieurement une grande quantité, ou si, lorsqu'elle a été évacuée elle se régénère, les symptômes augmentent, et le malade périt. Il n'est pas rare non plus que le malade éprouve du mieux, quoique l'évacuation des matières obstruentes n'ait pas eu lieu, que sa respiration devienne plus libre, même naturelle, et que les enfans puissent aisément se lever et marcher ; mais c'est un mieux perfide, auquel

succèdent de nouveaux symptômes morbifiques, souvent
si graves, qu'après avoir mangé de bon appétit, ou joué
avec leurs camarades, ils meurent subitement. D'autres
malades meurent plus lentement. L'anxiété et la difficulté
de respirer ne venant que progressivement, les sens sont
généralement dans l'état naturel. La maladie n'a pas une
durée déterminée ; beaucoup de malades meurent le
troisième et le quatrième jour, quelquefois le second.
Après ce nombre de jours, la maladie n'en est pas pour
cela moins dangereuse, puisque *Haen* rapporte un exemple d'un malade qui a vécu jusqu'au quatorzième jour :
elle fut bien terrible cette angine maligne épidémique
qu'observa *Martino ghisi*, à Crémone, en 1747 et 48.
Borsieri en fait l'histoire avec sa précision ordinaire,
Voy. vol. 6, part. 2 *de morbis capit*. Il est inutile de
parler des lésions des organes de la respiration, et de
quelques autres parties reconnues par l'ouverture des
victimes de cette cruelle maladie, *Ghisi* et *Michaelis*
suffisent pour nous éclairer. De l'histoire des phénomènes qui furent observés par l'examen des cadavres,
on peut conclure que le siége de la maladie est dans la
trachée-artère, et l'on peut l'appeler angine trachéale
ou *cynanche* tantôt phlegmoneuse, tantôt et plus souvent érisipélateuse, ou seulement catarrhale. Les phénomènes qui accompagnent cette espèce d'angine doivent assez la distinguer de celle dite angine gangréneuse
maligne, dans laquelle paroissent les indices de la putri-
dité, puisque les malades exhalent souvent une odeur très-
fétide, sont sujets aux nausées, aux vomissemens, que
leurs déjections intestinales et leurs sueurs sont égale-

ment très-fétides, puisque la gorge est toujours couverte de pustules blanches, muqueuses, cendrées, et de quelques taches livides qui occupent toutes les amygdales qui se gonflent, et forment des escares. Lesquelles en s'exfoliant laissent des ulcères de mauvaise nature.

On doit réfléchir en outre que dans l'angine maligne gangréneuse la déglutition est plus gênée que la respiration : que la trachée n'est point douloureuse, que le son de la voix est assez franc, que souvent le délire survient : qu'il ne se sépare point de ces membranes tubulées : et qu'enfin s'il s'expectore des portions de membranes dans l'angine gangréneuse et cancéreuse, elles n'ont point la forme de tube. La eure de l'angine dont nous avons parlé s'opère par les saignées promptement faites, par l'application des sangsues au col. Ghisi, dans l'épidémie de Crémone, employa avec succès les ventouses scarifiées sur le larinx, sans négliger les pédiluves. Plusieurs praticiens célèbres ont employé avec un égal succès l'opium, le camphre, l'esprit de mindererus, l'émétique à petite dose, l'oximel scillitique. Les vésieatoires appliqués au col ont aussi produit les meilleurs effets. Quant à l'émétique, on ne doit le prescrire qu'avec la plus grande circonspection, parce qu'il faut redouter la suffocation. Il est beaucoup plus sage d'avoir recours à une petite dose d'ipécacuanha répétée deux ou trois fois par jour, de manière à produire des nausées ou une simple disposition au vomissement, par laquelle, comme l'observe sagement M. Portal, on pourroit rétablir l'énergie ralentie de la fibre, et diviser la lymphe épaissie. Dans l'extrême danger de la suffocation, la seule trachéotomie peut être avantageuse, tous les autres remèdes étant inutiles.

FAUTES A CORRIGER.

Page 111, ligne dernière, *au lieu de* remettre, *lisez* mettre.

Pag. 113, ligne 13, *au lieu d'*obligé, *lisez* obligés.

Pag. 126, ligne première, *au lieu de* prescrites, *lisez* prescrits. Même page, ligne 26, *au lieu de* concrétions couvertes, *lisez* congestions concrètes.

Pag. 127, ligne 11, *au lieu de* que de remèdes de ce genre ne pourroit ne pas conseiller, *lisez* ne pourroit-on pas conseiller.

Pag. 137, ligne 10, *au lieu de* M. Marchand, un de mes prévôts, *lisez* M. Fabas, élève de M. Marchand, l'un de mes anciens prévôts.

TABLE.

Chapitre I. Mémoire sur des excroissances fongueuses, dans le canal intestinal, et dans d'autres parties internes. Page 1.

Chap. II. Quelques remarques sur les concrétions membraneuses, ou fausses membranes qui se forment en diverses parties du corps, et sur des maladies qui peuvent les produire, ou auxquelles elles peuvent donner lieu. 2.

Chap. III. De l'angine membraneuse, ou du croup. 65.

Chap. IV. Sur l'aphonie, et particulièrement sur la membraneuse, espèce de croup chronique. 159.

Chap. V. Considérations sur la nature et le traitement de quelques maladies héréditaires où de famille. 181.

Chap. VI. Observations sur un abcès dans le foie et le poumon, avec érosion du diaphragme, et épanchement de pus dans la poitrine. 252

Chap. VII. Sur des cataractes guéries par l'annihilation du cristallin, opérée par la nature ou par les secours de l'art. 267.

Supplément aux remarques historiques sur le croup, pour la page 134, avant les observations particulières. 278.